小儿推拿
实用大图册

主编　郭长青

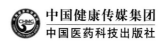

中国健康传媒集团
中国医药科技出版社

内容提要

本书特别写给没有医学专业背景的家长们，从常用穴位、基本手法到孩子最常见的 15 种病症的推拿手法，都进行了详细地讲解。爸爸妈妈们只要按照书中的内容推推按按，就能为孩子缓解不适，减轻病痛。本书为真人彩图大图册，开本大，图解清晰，使用方便，家长们一看就懂，一学就会，能真正把小儿推拿这种绿色疗法运用起来，激发孩子内在的免疫力，让孩子们健康成长。

图书在版编目（CIP）数据

小儿推拿实用大图册 / 郭长青主编 . — 北京：中国医药科技出版社，2017.8
ISBN 978-7-5067-9438-1

Ⅰ. ①小… Ⅱ. ①郭… Ⅲ. ①小儿疾病－推拿－图解 Ⅳ. ① R244.1-64

中国版本图书馆 CIP 数据核字 (2017) 第 180874 号

小儿推拿实用大图册

美术编辑　陈君杞
版式设计　大隐设计

出版　中国健康传媒集团│中国医药科技出版社
地址　北京市海淀区文慧园北路甲 22 号
邮编　100082
电话　发行：010-62227427　邮购：010-62236938
网址　www.cmstp.com
规格　889 × 1194mm $^1/_{16}$
印张　6 $^1/_2$
字数　118 千字
版次　2017 年 8 月第 1 版
印次　2019 年 5 月第 3 次印刷
印刷　北京盛通印刷股份有限公司
经销　全国各地新华书店
书号　ISBN 978-7-5067-9438-1
定价　26.00 元

获取新书信息、投稿、为图书纠错，请扫码联系我们。

前言

推拿疗法是中医外治法的重要组成部分，几千年来为中华民族的健康事业做出了巨大贡献。随着社会的进步，人们生活水平不断地提高，推拿这种既简便有效，又安全无副作用的绿色疗法越来越受到人们的欢迎。

小儿推拿是将各种推拿按摩手法应用于小儿躯体，是一种简便易行的强身健体、防治疾病的方法。小儿推拿始于明代，经过后世历代中医推拿者的努力，其内容不断丰富，由不完善逐渐走向完善。小儿乃"稚阴稚阳"之体，具有脏腑娇嫩、形气未充与身体发育迅速、生机勃勃的生理特点，同时又具有抵抗力差、容易发病、传变较快、易趋康复的病理特点。由于这些特点，小儿推拿手法有别于成人推拿手法，而自成体系。临床上，小儿推拿通过手法刺激作用于小儿的特定穴位或特定部位，达到激发小儿自身的抗病与调节功能，起到协调阴阳、扶正祛邪、舒筋活络的作用，从而调整脏腑功能、增强新陈代谢、促进血液循环，使小儿身体健康，茁壮成长。小儿推拿手法简单易行、操作相对简单，且疗效较好，家长如能自己掌握小儿推拿的手法，就能及时有效地解决很多小儿常见的疾病，起到"未病先防，已病防变"的作用。推拿手法不会像吃药、打针一样引起小儿的恐惧，因此容易被小儿接受，这也是小儿推拿手法在临床上应用广泛的重要原因。

很多小儿推拿手法都具有保健和治疗疾病的双重作用。"摇筋骨，动肢节，行气血"，人身气血通畅，则正气充足，免疫力增强，"正气存内，邪不可干"，因此小儿推拿可以预防小儿生病，起到保健的作用。对于很多疾病，小儿推拿可作为辅助疗法，起到治疗作用。一些手法还可用于急症、重症的抢救，例如"掐人中""掐老龙"等手法,可促使昏迷的患儿苏醒,因此小儿推拿疗法在临床中不可忽视。

　　本书图文并茂,图片生动形象,文字浅显易懂,即使是没有专业医学背景和相关知识储备的家长也能一学就会,一看就明白,方便家长学习,助力宝宝成长。

编者

2017 年 5 月

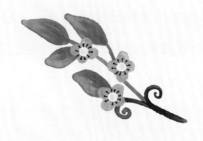

目录

小儿推拿常用穴位

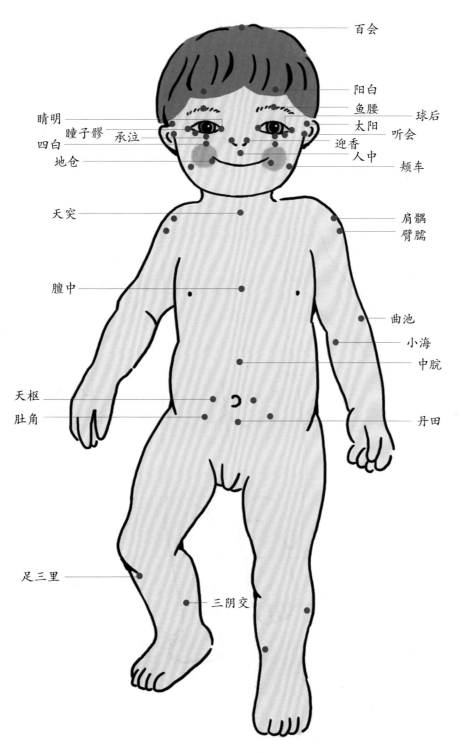

百会
阳白
鱼腰
球后
太阳
听会
迎香
人中
颊车

睛明
瞳子髎
承泣
四白
地仓

天突

膻中

天枢
肚角

肩髃
臂臑

曲池
小海
中脘

丹田

足三里
三阴交

小儿推拿常用穴位正面图

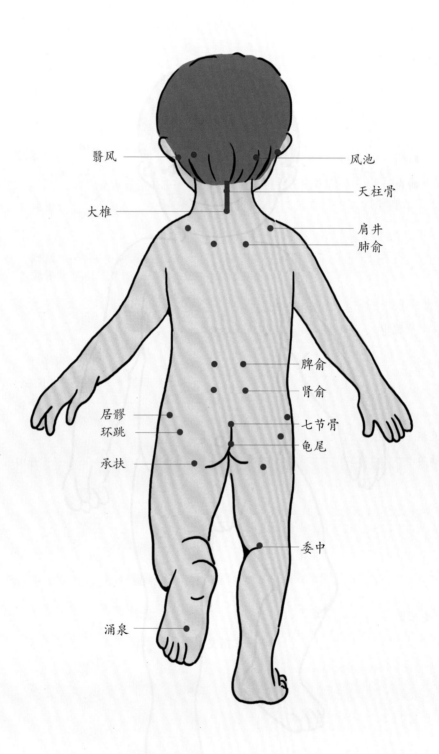

翳风 —— 　　　　—— 风池

　　　　　　　　　　—— 天柱骨

大椎 ——　　　　　　—— 肩井
　　　　　　　　　　—— 肺俞

　　　　　　　　　—— 脾俞
　　　　　　　　　—— 肾俞

居髎 ——　　　　　—— 七节骨
环跳 ——　　　　　—— 龟尾

承扶 ——

　　　　　　　　　—— 委中

涌泉 ——

小儿推拿常用穴位背面图

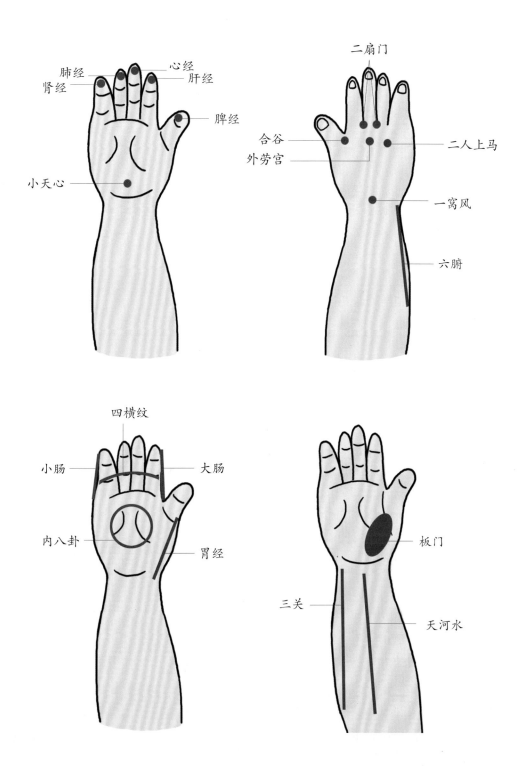

小儿推拿常用穴位手部图

小儿推拿常用穴位

部位	穴位	位置	手法操作	功能	主治
头颈部	天门	两眉中点至前发际成一直线	两拇指自下而上交替直推，称为"开天门"，又称"推攒竹"	疏风解表，开窍醒脑，镇静安神	①感冒发热、头痛等外感表证；②精神萎靡不振、烦躁不安等精神情志疾病
	坎宫	眉心至眉梢成一横线	两拇指自眉心向两侧眉梢分推，称为"推坎宫"，又称"分头阴阳"	疏风散，醒脑明目，止头痛	①发热、头痛等外感表证；②目赤肿痛
	太阳	眉梢与外眼角中点，向后约1横指凹陷处	用中指或拇指指端揉或运，称为"揉太阳"或"运太阳"，向眼角方向为补，向耳方向为泻	疏风散表，清热明目，止头痛	①发热、头痛等外感表证；②目赤肿痛
	人中	人中沟上1/3与中1/3交界处	用拇指指甲掐，称为"掐人中"	醒脑开窍	主要用于急救。对于治疗小儿惊厥、抽搐、昏迷等症状有特效
	迎香	鼻翼旁0.5寸，鼻唇沟中	用食指或中指按揉，称为"揉迎香"	宣肺气，通鼻窍	①鼻塞流涕；②口眼歪斜
	百会（囟门）	头顶正中线与两耳尖连线的交点	用拇指指端按揉，称为"揉百会"	镇静安神，升阳举陷	①头痛、惊风、鼻塞等清阳不升的病症；②神昏烦躁、痴呆等精神情志病症
	风池	颈后枕骨下，胸锁乳突肌与斜方肌三角凹陷中	用拇指、食指按揉或用拿法，称为"按揉风池"或"拿揉风池"	发汗解表，祛风散寒	①感冒、发热、头痛等外感风寒表证；②颈项强痛等局部病症

部位	穴位	位置	手法操作	功能	主治
	天柱骨	颈后发际正中至大椎穴成一直线	用拇指或食指、中指，自上而下直推，称为"推天柱骨"	降逆止呕，祛风散寒	①发热、感冒等外感风寒表证；②呕吐、呃逆等胃气上逆病症
	桥弓	颈部两侧，沿胸锁乳突肌成一线	用拇指或食指、中指、无名指提拿，或用拇指抹	舒筋活血，解痉止痛	小儿肌性斜颈、项强等症
	阳白	目正视，瞳孔直上，眉上1寸	用拇指或中指指腹点揉	明目	①前头痛；②目赤肿痛、视物模糊、眼睑跳动等眼部病症
	睛明	目内眦角稍内上方凹陷处	用拇指或中指指腹点揉	明目，疏风散邪，通鼻窍	①目赤肿痛、视物模糊、流泪、目眩、近视、花眼、色盲、夜盲等眼部病症；②急性腰扭伤，心动过速
	鱼腰	在额部，瞳孔直上，眉毛正中	用拇指或中指指腹点揉	祛邪明目，止眉棱骨疼痛	①眉棱骨痛；②眼睑跳动、眼睑下垂、目赤肿痛、视物模糊等眼部病症
	瞳子髎	目外眦外侧约0.5寸，眶骨外缘凹陷中	用拇指或中指指腹点揉	疏通气血，祛风明目	①头痛；②目赤肿痛，羞明流泪、视物模糊等目疾
	球后	在面部，目眶下缘外1/4与内3/4交界处	用拇指或中指指腹点揉	祛风散邪，止眶下缘痛，明目	一切目疾
	四白	目正视，瞳孔直下，目眶下孔凹陷处	用拇指或中指指腹点揉	祛风散邪，明目	①目赤肿痛、眼睑跳动、视物模糊等目疾；②小儿口眼歪斜、面肌痉挛等面部病症；③头痛、眩晕

部位	穴位	位置	手法操作	功能	主治
	听会	耳屏间切迹前，下颌骨髁状突后缘，张口凹陷处	用拇指或中指指腹点揉	益聪，祛风除痹	①耳鸣、耳聋、聤耳等耳疾；②齿痛、口眼歪斜等局部病症
	地仓	口角旁约0.4寸，上直对瞳孔	用拇指或中指指腹点揉	止口水，化痰祛风麻痹	口角外斜、流涎等面部局部病症
	翳风	乳突前下方与下颌角之间的凹陷中	用中指指腹点揉	益聪，散风邪	①耳鸣、耳聋等耳疾；②口眼歪斜、牙关紧闭、颊肿等面、口疾病
	颊车	在下颌角前上方约1横指，按之凹陷处，当咀嚼时咬肌隆起最高点处	用拇指或中指指腹点揉	止口水，化痰祛风除痹	齿痛、牙关不利、颊肿、口角歪斜、腮腺炎等局部病症
	下关	在耳屏前，下颌骨髁状突前方，当颧弓与下颌切迹所形成的凹陷中，合口有孔，张口即闭，宜闭口取穴	用中指指腹点揉	祛风，化痰，除痹	①牙关不利、齿痛、口眼歪斜等面、口病症；②耳聋、耳鸣、聤耳等耳疾
胸腹部	天突	胸骨切迹上缘凹陷正中	用中指指端按揉，称为"按揉天突"，用双手拇指、食指对称挤捏，称为"挤捏天突"	理气化痰，降逆止呕	①咳喘胸闷、恶心呕吐等胸部气机不利病症；②咽痛
	膻中	胸骨正中，两乳头连线中点，约平第4肋间隙	用中指端按揉，称为"揉膻中"	宽胸理气，止咳化痰	①胸闷、呕吐、呃逆等气机不利病症；②痰鸣、哮喘、咳嗽

部位	穴位	位置	手法操作	功能	主治
	中脘	脐上4寸,位于剑突与脐连线的中点	用指端或掌根按揉,称为"揉中脘"	健脾和胃,消食和中	腹胀、腹痛、呕吐、泄泻、厌食、疳积等脾胃病症
	腹	位于整个腹部	自剑突下到脐,用两拇指从中间向两旁分推,称为"分推腹阴阳";用掌或四指围脐周摩,称为"摩腹"。顺时针为泻,逆时针为补	①分推腹阴阳能消食、理气、降气;②顺时针摩腹,有降胃气的作用;③逆时针摩腹,有升提脾气的作用	腹胀、腹痛、呕吐、泄泻、疳积、便秘等症
	天枢	肚脐旁开2寸	用食指、中指按揉,称为"揉天枢"	理气导滞,调理大肠	腹胀、腹痛、泄泻、便秘等症
	丹田	脐下2.5寸	用全掌揉或摩,称为"揉丹田"或"摩丹田"	温肾固元,温补下元,泌别清浊	腹泻、脱肛、遗尿、尿潴留等症
	肚角	脐下2寸,石门旁开2寸大筋处	用拇指、食指、中指,由脐向两旁深处拿捏,一拿一松为一次,称为"拿肚角"	止腹痛	腹痛(特别是寒痛、伤食痛,效果尤佳)、腹泻、便秘等症
腰背部	大椎	第7颈椎与第1胸椎棘突之间	用拇指或中指指端揉,称为"揉大椎"	清热解表	①发热、咳嗽等外感症状;②颈项部病症
	肩井	在大椎与肩峰连线的中点,肩部筋肉处	用拇指与食指、中指对称用力提拿,称为"拿肩井"	宣通气血,发汗解表,通窍行气	①发热、恶寒等外感表证;②上肢抬举不利、肩背不适等上肢、肩背症状
	肺俞	第3颈椎棘突下,旁开1.5寸	用两拇指或食指、中指指端揉,称为"揉肺俞"	通调肺气,补虚损,止咳	①咳嗽、气喘、胸闷等肺部病症;②发热、咽痛等外感症状

部位	穴位	位置	手法操作	功能	主治
	脾俞	第11胸椎棘突下,旁开1.5寸	用食指、中指指端揉,称为"揉脾俞"	健脾渗湿,助运化	①呕吐、腹泻、疳积、食欲不振;②水肿、四肢乏力、咳嗽
	肾俞	第2腰椎棘突下,旁开1.5寸	用食指、中指指端揉,称为"揉肾俞"	滋阴壮阳,补肾壮阳	①腹泻、腹痛、遗尿等下元虚寒病症;②下肢痿软无力等下肢不适症状
	脊柱	大椎至长强成一直线	自下而上用捏法,称为"捏脊",捏三下提一下脊背,称为"三捏一提法"	①和阴阳、理气血、通经络、调脏腑、补元气;②捏脊是小儿保健常用手法,具有强身健体的功能	①发热、惊风、癫痫、疳积、腹泻等全身症状;②脊柱侧弯等脊柱病变
	七节骨	第4腰椎棘突至尾椎骨骨端(长强穴)成一直线	用拇指外侧或食指、中指指面自下而上直推,称为"推上七节骨";反之,称为"推下七节骨"	①推上七节骨具有温阳止泻的作用;②推下七节骨具有泄热通便的功能	泄泻、便秘、脱肛等症
	龟尾	在尾椎骨骨端	用拇指或中指指端揉,称为"揉龟尾"	通调督脉经气、调理大肠,既能止泻,又能通便	泄泻、便秘、脱肛、遗尿等症
上肢部	肩髃	肩峰端下缘,当肩峰与肱骨大结节之间,三角肌上部中央。臂外展或平举时,肩部出现两个凹陷,当肩峰前下方凹陷处	拇指点揉	舒经活络,止局部疼痛	①肩关节活动不利、肩臂挛痛、上肢麻木不遂等肩、上肢病症;②瘾疹、荨麻疹
	肩髎	肩峰后下方,上臂外展时,当肩髃穴后寸许凹陷中	拇指点揉	舒经活络,止局部疼痛	肩关节屈伸不利,肩臂麻木,挛痛不遂

部位	穴位	位置	手法操作	功能	主治
	臂臑	在曲池与肩髃穴连线上，曲池穴上7寸，三角肌止点处	拇指点揉或弹拨	舒经活络，止局部疼痛	①肩臂麻木疼痛不遂、颈项拘挛等肩、颈项病症；②瘰疬；③目疾
	小海	屈肘，当尺骨鹰嘴与肱骨内上髁之间的凹陷处	拇指点揉或用拨法	舒经活络，止抽搐	①肘臂疼痛、麻木；②癫痫
	少海	屈肘，当肘横纹内侧端与肱骨内上髁连线的中点	拇指点揉或用拨法	安神定惊，舒经活络，清心热	①心痛、癔病等心病、神志病症；②肘臂挛痛，臂麻手抖；③头项强痛、腋胁痛；④瘰疬
	曲池	屈肘成直角，在肘横纹外侧端与肱骨外上髁连线的中点	拇指点揉或用拨法	清热，止痉，止热痛，祛风	①手臂痹痛、上肢不遂等上肢病症；②热病；③高血压；④癫狂；⑤腹痛、吐泻等肠胃病症；⑥咽喉肿痛、齿痛、目赤肿痛等五官热性病症；⑦瘾疹、湿疹、瘰疬等皮肤病症
	尺泽	在肘横纹中，肱二头肌腱外侧凹陷处	拇指点揉或用拨法	清肺热，止肘臂痹痛，祛暑止痉	①咳嗽、气喘、咳血、咽喉肿痛等肺系实热病症；②肘臂挛痛；③急性吐泻、中暑、小儿惊风等急症
	合谷	在手背第1、2掌骨间，第2掌骨桡侧中点处	拇指点揉	止痛，发汗解表	①头痛、目赤肿痛、齿痛、鼻衄、口眼歪斜、耳聋等头面五官各种病症；②发热、恶寒等外感表证

部位	穴位	位置	手法操作	功能	主治
	脾经	拇指外侧缘或拇指末节罗纹面	将患儿拇指屈曲，循拇指外侧缘由指尖向指根方向直推，或者旋推拇指末节罗纹面，统称为"补脾经"。将患儿拇指伸直，自指根推向指尖，称为"清脾经"。若来回直推为平补平泻，称为"清补脾经"	①补脾经，有健脾养胃、调补气血的作用；②清脾经，有清热利湿、化痰止呕的作用；③推补脾经，用于小儿体虚、正气不足，患斑疹热病时，可使瘾疹透出，但手法宜快，用力宜重	①腹泻、便秘、痢疾、食欲不振等脾气失调症状；②生长迟缓、小儿痴呆
	肝经	食指末节罗纹面	用推法自食指指根推向指尖，称为"清肝经"；反之，为"补肝经"	①清肝经，有平肝泻火、解郁除烦、息风止痉的作用；②肝经宜清不宜补，肝虚时可以用补肾经代替	①目赤、惊风、咽干口苦等肝经病症；②烦躁、易怒、抑郁等情志病症
	心经	中指末节罗纹面	用推法自指根推向指尖，称为"清心经"	①清心经，有清热、退心火的作用；②心经宜清不宜补，若需补法，可以用补脾经代替	①五心烦热、惊惕不安、夜啼等心神被扰病症；②小便短赤、口舌生疮等心经病症
	肺经	无名指末节指面	用推法自无名指指根推向指尖，称为"清肺经"；反之，为"补肺经"	①清肺经，有清肺泄热、化痰止咳的作用；②补肺经，有补益肺经的作用	①感冒、咳嗽、恶风寒等外感表证；②气喘、痰鸣等肺气受阻病症；③自汗、盗汗、遗尿、脱肛等肺气亏虚病症

部位	穴位	位置	手法操作	功能	主治
	肾经	小指末节罗纹面	用推法自指根推向指尖，称为"补肾经"；反之，为"清肾经"；来回直推，为"清补肾经"	①补肾经，有补肾健脑、温养下元的作用；②清肾经，有清利下焦湿热的作用	①久病体虚；②五更泄泻、遗尿、尿频、夜尿、小便淋漓刺痛；③虚喘、生长迟缓
	大肠经	在食指外侧缘，指尖至虎口成一直线	用右手拇指外侧面，自指尖推向虎口为补，称为"补大肠"；反之，为"清大肠"	①补大肠，有涩肠固脱、温中止泻的作用；②清大肠，有清利肠腑、祛湿热、导积滞的作用	泄泻、便秘、痢疾、脱肛等症
	小肠经	小指内侧缘，指尖至指根成一直线	用推法自指尖向指根直推为补，称为"补小肠"；反之，为"清小肠"	①清小肠，有清热利尿、泌别清浊的作用；②本穴很少用补法	小便赤涩、水样泄泻、口舌糜烂等症
	四横纹	手掌面，第2至第5指间的关节横纹	四指并拢，从食指横纹处推向小指横纹处，称为"推四横纹"	调和气血，消胀	①气血不畅；②消化不良、疳积、腹痛、腹胀、唇裂等症
	胃经	大鱼际外侧赤白肉际，从掌根至拇指根部	用拇指或中指从掌根推至拇指根部，称为"清胃经"	清中焦湿热，和胃降逆，泻胃火，除烦止渴	呕吐、呃逆、便秘、胃胀、胃痛等症
	板门	手掌大鱼际平面	用拇指揉大鱼际平面中点，称为"揉板门"	健脾和胃，消食导滞	①食积、腹胀、呕吐、泄泻、食欲不振等胃气失和病症；②气喘、嗳气等气机阻滞病症
	内八卦	手掌面，以掌心为圆心，以圆心至中指根横纹内2/3和外1/3交界点为半径	画一圆，八卦穴即在此圆上。按顺时针方向用运法，周而复始，称为"运内八卦"	理气化痰，行滞消食	①咳嗽、气喘、胸闷、呕吐、呃逆等气机不利的病症；②便秘、疳积

部位	穴位	位置	手法操作	功能	主治
	小天心	大小鱼际交接处凹陷中	用拇指端揉，称为"揉小天心"	清热，明目，利尿	惊风、抽搐、烦躁不安、夜啼、小便短赤、癃闭、目赤肿痛等病症
	二扇门	手背中指指根两旁凹陷中	用两手拇指掐揉，称为"掐揉二扇门"	发汗解表，退热平喘，是发汗的特效穴。揉时稍用力，速度宜快	①无汗、恶寒、身热等外感表证；②喘息气促等症
	二人上马	手背第4、5掌骨小头中间的后方凹陷中	用拇指和中指相对揉二马穴，称为"揉二马"	补肾滋阴	小便赤涩、牙痛、潮热烦躁等阴虚阳亢证
	外劳宫	手背处，与内劳宫相对，在手背侧，第1、2掌骨之间，掌指关节后0.5寸处	用中指端揉，称为"揉外劳宫"	温阳散寒，升阳举陷，发汗解表	①外感风寒、鼻塞流涕等外感风寒证；②腹痛、腹泻、肠鸣、完谷不化等脏腑积寒证
	一窝风	手背腕横纹中央凹陷处	用中指指端揉，称为"揉一窝风"	温中行气，止痹痛	①腹痛、关节痛等寒性凝滞导致的疼痛；②无汗、恶寒、发热等外感
	三关	前臂外侧，阳池至曲池成一直线	用拇指外侧面或食指、中指指面，自腕推向肘部，称为"推三关"	补气行气，温阳散寒。推三关有益气活血、发汗解表的作用	①腹痛、腹泻、四肢厥冷、面色无华、疳积等阳气不足证；②感冒、畏寒肢冷、疹出不透等外感表证
	天河水	前臂内侧正中，腕横纹至肘横纹成一直线	用食指、中指指腹，从腕部推向肘部，称为"清天河水"	清热解表，泄热除烦	①五心烦热、口燥咽干、唇舌生疮等热性病症；②外感发热、头痛、咽痛等外感热证

部位	穴位	位置	手法操作	功能	主治
	六腑	前臂内侧，肘尖至阴池成一直线	用拇指外侧或食指、中指指腹，自肘尖推向腕横纹，称为"退六腑"	清热，凉血，解毒	一切实热证。高热、烦躁、口渴、流行性腮腺炎、惊风、咽痛、便秘、鹅口疮等症
下肢部	居髎	在髋部，髂前上棘与股骨大转子高点连线的中点处	拇指点揉或弹拨	疏通局部气血，通经活络	①腰腿痹痛、瘫痪；②疝气、少腹痛
	环跳	侧卧屈股，当股骨大转子高点与骶管裂空连线的外1/3与内1/3的交点处	拇指点揉或弹拨	通经活络，祛风	①腰胯疼痛、下肢痿软无力等腰腿病症；②风疹
	承扶	臀横纹的中点处	拇指点揉或弹拨	活血通络	①腰、骶、臀、股部疼痛；②痔疮
	血海	膝上内侧肌肉丰厚处	用拇指和食指、中指对称提拿，称为"拿百虫"；用拇指指端按揉，称为"按揉百虫"	两者均通经络，止抽搐	下肢瘫痪痹痛、四肢抽搐等症
	膝眼	膝盖两旁凹陷中	用拇指、食指分别在两侧膝眼上按揉，称为"按揉膝眼"	息风止痉	惊风抽搐、下肢痿软无力、膝痛、膝关节扭伤的病症
	足三里	外侧膝眼下3寸，胫骨外侧约一横指处	用拇指按揉，称为"按揉足三里"	①健脾和胃，调中理气；②小儿保健常用穴	①呕吐、泄泻、腹胀、腹痛等消化道疾患；②各种慢性病
	三阴交	内踝尖直上3寸处	用拇指或中指指端按揉，称为"按揉三阴交"	通血脉，活经络，疏通下焦，清利湿热	①遗尿、癃闭、小便短赤涩痛等泌尿系统病症；②消化不良、腹胀等脾胃病症

部位	穴位	位置	手法操作	功能	主治
	涌泉	足掌心前1/3凹陷处	用拇指指端按揉，称为"揉涌泉"	引火归元，退虚热，止吐泻。左揉止吐，右揉止泻	①五心烦热、夜啼、烦躁不安等虚火上炎病症；②发热、呕吐等实热病症
	委中	腘窝正中央，两大筋之间	用拇指、食指拿腘窝中筋腱，称为"拿委中"	止抽搐，通经络	四肢抽搐、下肢痿软无力等经络不通病症

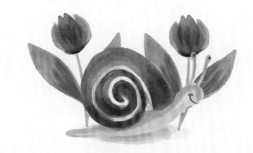

小儿推拿基本手法

小儿按摩常用基本手法，其名称和操作手法虽与成人按摩手法基本相同，但在临床运用时则有较大出入。小儿按摩重用指法，多用手指着力，在患儿治疗部位或穴位上操作，主要手法如下。

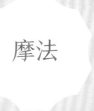

摩法

运用手指指腹或手掌着力，轻按于患儿肢体的治疗部位或穴位的皮肤之上，反复环行摩擦皮肤，使其产生轻松舒适之感，是具有理气和血、镇静止痛作用的手法。主要有指摩法和掌摩法。其中以掌摩法常用，又称为"摩腹"。

掌摩法

以手掌置于腹部，反复进行环形而有节律地抚摩。一般来说，顺时针摩腹为泻法，逆时针为补法。

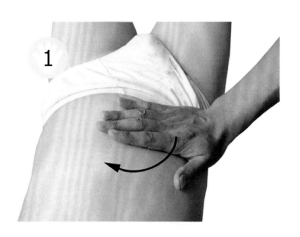

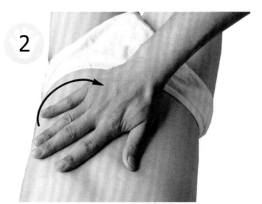

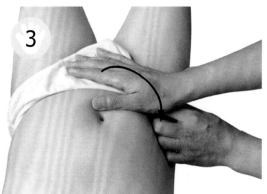

掐法

用拇指指甲尖着力，掐于患儿穴位上，使其产生相应的感觉，是具有疏通经络、解痉镇痛、急救等作用的手法。这是一种刺激性较强的手法，使用时注意不可刺破孩子皮肤。掐法包括双手掐法和单手掐法。

双手掐法

以双手的拇指指甲同时用力，掐按治疗部位。

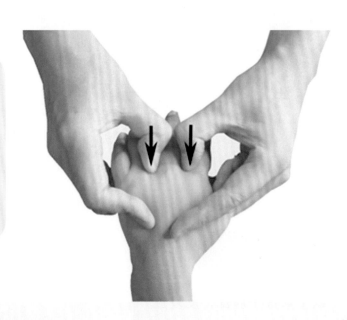

单手掐法

以单手的拇指指甲用力，掐按治疗部位。

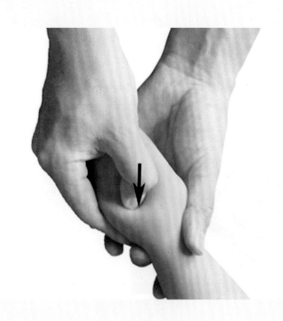

指推法

运用单手或双手手指按于患儿治疗部位或穴位上，向前，或由中间向两侧，或由两侧向中间用力推摩的手法。具有通经活络、调节气血的作用。主要包括直推法、分推法、合推法。

直推法

以拇指或食指、中指指面按于治疗部位，向前沿直线单方向推动。

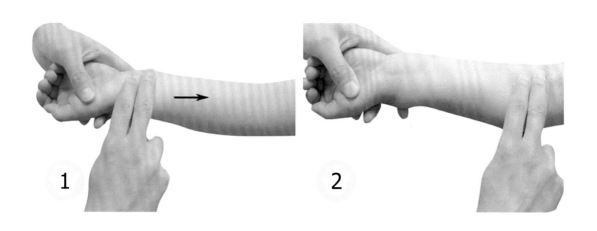

分推法

以双手拇指外侧或指面，自穴位中间向两旁分推。

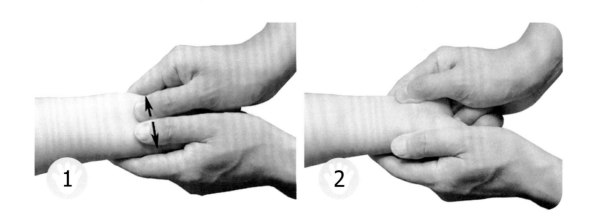

以拇指外侧缘自穴位两端向中央推动。

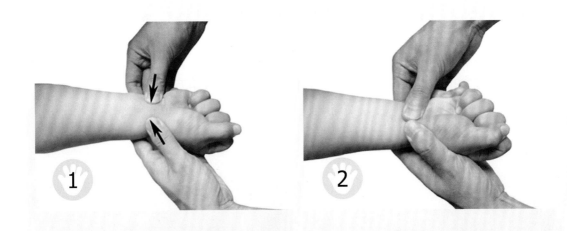

拿法

　　运用单手或双手，以拇指掌面与其余四指掌面对合呈钳形，施以夹力，以掌指关节的屈伸运动所产生的力将患者肌肉提起的手法。具有通经活络、活血化瘀、放松肌肉、缓解痉挛的作用。

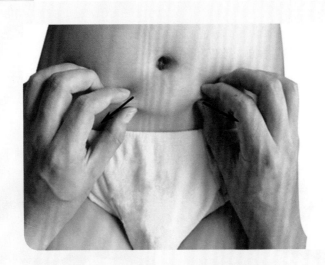

揉法

运用手指或手掌按于患儿肢体的治疗部位或穴位之上，反复进行"顺时针"或"逆时针"方向的环旋揉动，使力渗透达肌肉层，具有通经活络、活血化瘀、缓解痉挛、调节脏腑功能的作用。揉法包括掌揉法、指揉法。

指揉法

以指端着力于穴位上环旋揉动。

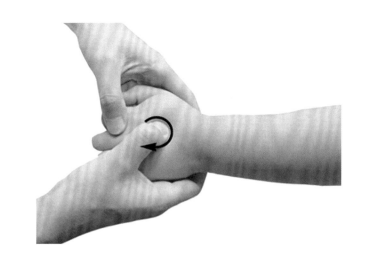

擦法

运用手掌掌面或手掌大、小鱼际着力，按于患儿治疗部位或穴位上，沿直线快速往返擦动皮肤的手法，其力只达皮肤及皮下，具有调和营卫、消炎散肿、散风祛寒的作用。擦法主要包括掌擦法、鱼际擦法。

鱼际擦法

以大鱼际或小鱼际在治疗部位上往返擦动。

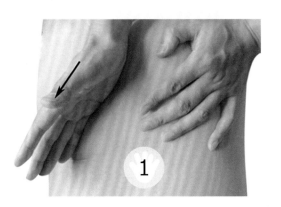

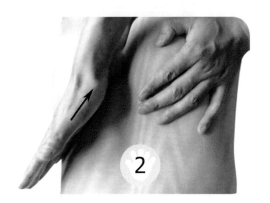

1

2

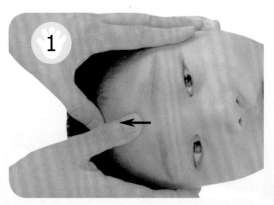

抹法

　　运用手指或手掌着力，在患儿治疗部位上，做上下或左右的单方向反复抹动的手法，有调和营卫、疏通经络、理气活血的作用。

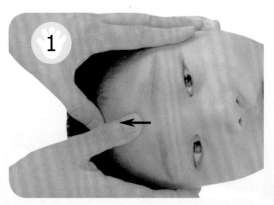
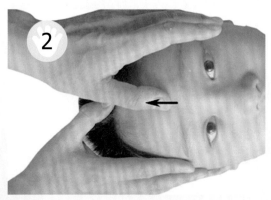

捣法

　　运用中指指尖或指间关节突着力，反复快速而有节奏地叩击捣动的手法，有疏通经络、调节气血的作用。

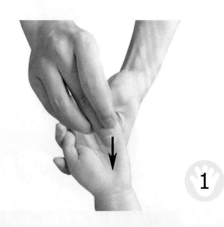
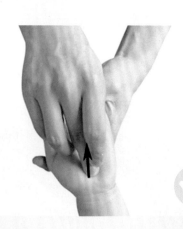

以拇指或食指、中指指端在穴位上由此往彼作弧形或环行推动的手法，有调和营卫、散风祛寒的作用。

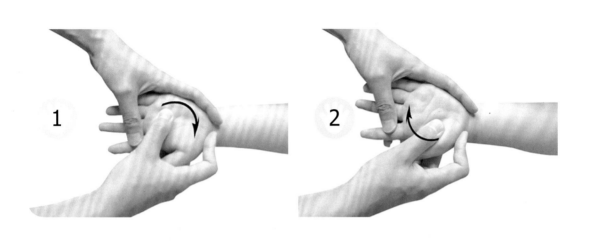

捏法

运用双手拇指指腹与食指、中指指腹相对，或与食指中节桡侧相对着力，夹持于治疗部位上，合力将其捏起，边捏边移动位置的手法，具有放松肌肉、缓解痉挛、调理脏腑功能的作用。捏法包括三指捏法、二指捏法。现主要操作于脊柱，因此又称为"捏脊"。

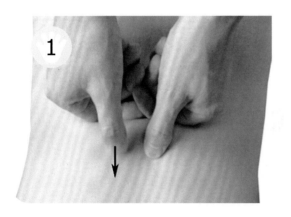

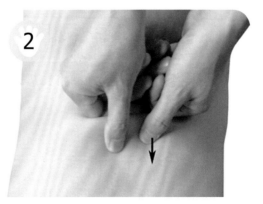

搓法

以两手夹住肢体，相对用力，做相反方向的快速搓动，同时上下往返移动。本法主要用于四肢、胸胁，有舒理肌筋、调和气血的作用，多作为治疗结束时的手法。

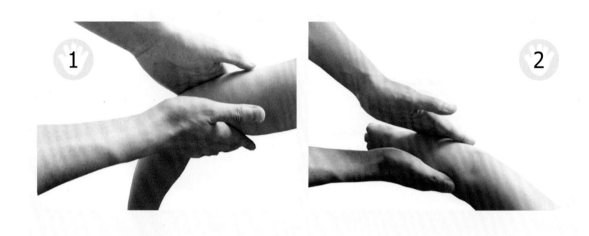

弹拨法

用拇指罗纹面或尺骨鹰嘴着力于施术部位，垂直于肌腱、肌腹，往返用力。本法分为拇指弹拨法和肘弹拨法。用拇指弹拨法时，以上肢带动拇指用力。小儿肢体柔弱，一般不用肘弹拨法。

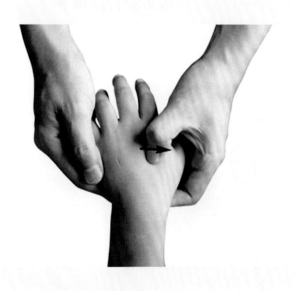

小儿常见病的推拿手法

感冒

　　小儿感冒是因感受外邪而引起的肺系疾病，是小儿最常见的疾病之一。发病率高，且发病年龄上，以婴幼儿最高。以发热、鼻塞流涕、咳嗽为主要表现。由于小儿禀赋不足，体质娇嫩，与成人感冒多有不同：病程中可出现夹惊、夹滞、夹痰的兼症；表里、寒热的传变较快，表现为表里同病或寒热互见等。

基本手法

开天门

　　患儿仰卧位，术者坐于患儿头前，用两手拇指指腹着力于前额，交替自印堂（眉心）至神庭（印堂之上，入前发际0.5寸）做抹法，称为"开天门"，连续做30～50次。施术时以拇指的近端带动远端，做上下或左右的单方向移动，其余四指置于头的两侧相对固定。

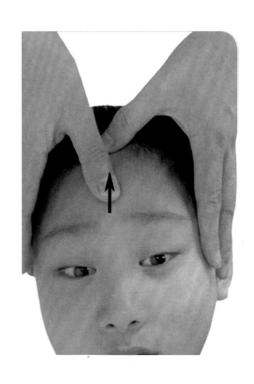

患儿仰卧位，术者坐于患儿头前，用两手拇指的外侧面着力于前额，自眉心向眉梢做分推，称为"推坎宫"，反复操作 30 ～ 50 次。做此法的时候要注意保持力量均匀，做到轻而不浮，重而不滞。

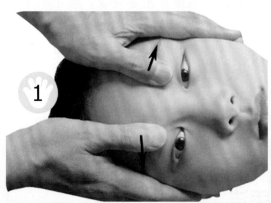

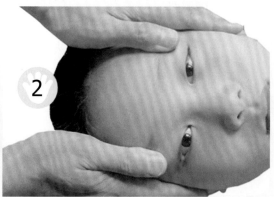

揉太阳

患儿仰卧位，术者坐于患儿头前，将两拇指罗纹面紧贴于患儿头部两侧太阳穴处做环旋揉动，其余四指轻扶于患儿脑后，称为"揉太阳"，反复揉 2 分钟。揉动时压力要均匀，动作要协调、有节律。此法可以减轻感冒头痛。

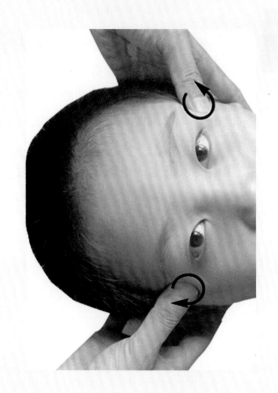

拿揉风池

患儿坐位，术者站在患儿的后方，一手扶住患儿前额，另一手以拇指、食指罗纹面相对用力拿揉患儿风池穴，反复操作2分钟。注意本法操作时不可过度用力，以免引起小儿不适。

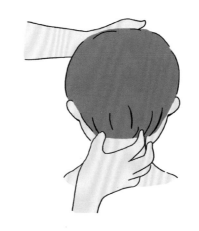

拿肩井

患儿正坐位，术者站于患儿后方，将双手分别置于双侧肩井，以拇指和其余四指指腹的对合夹力提拿，以患儿耐受为度，反复10～20遍。拿时注意前臂放松，手掌空虚，提拿的方向要与肌腹垂直。

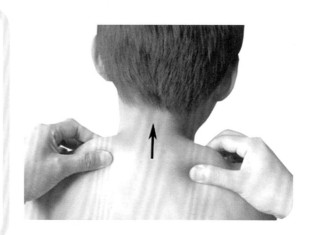

清肺经

患儿仰卧位，术者站在患儿的侧方，一手扶住患儿的手掌，另一手以拇指罗纹面从患儿无名指指根向其指尖方向直推，称为"清肺经"，反复操作100次。注意做推法时力量要均匀，着力部位要紧贴患儿皮肤，并沿直线推。

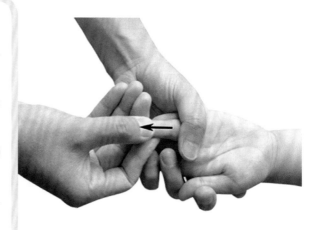

如果孩子因受风寒、风热等不同原因所致的感冒，可在基础手法上加按其他穴位。

风寒感冒

如果孩子恶寒发热，无汗，头痛，鼻塞流涕，喷嚏，轻咳嗽，喉痒，舌偏淡，苔薄白，指纹色淡红，则为风寒感冒，可在基础手法上加按以下穴位。

掐二扇门

患儿仰卧位，术者坐在患儿身侧，用两手拇指指甲掐患儿掌背中指指根两侧凹陷处，称为"掐二扇门"，反复掐揉 100 ~ 300 次。注意需用力适度，不可掐破患儿皮肤。

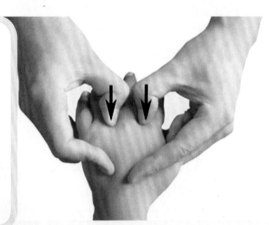

揉外劳宫

患儿仰卧位，术者站在患儿的侧方，一手扶住患儿的手掌，另一手以拇指指端在患儿外劳宫穴上环旋揉动 300 次。此法对于治疗风寒感冒效果较好。

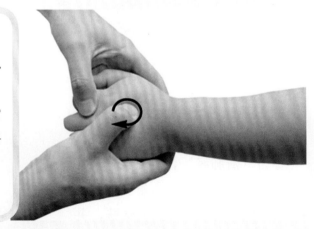

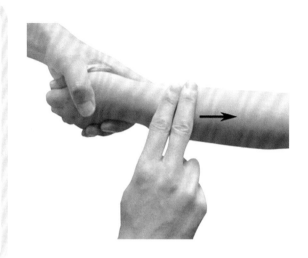

推三关

　　患儿仰卧位，术者站在患儿的侧方，一手扶住患儿的手部，另一手以拇指内侧，或食指和中指的指腹沿着患儿前臂外侧，从患儿的腕部向肘部直推，称为"推三关"，反复操作200次。在推动的过程中，要注意指腹紧贴患儿的皮肤，压力要适中。

风热感冒

　　如果孩子发热重，恶风，有汗或无汗，头痛，鼻塞流脓涕，喷嚏，咳嗽，痰黄黏，咽红或肿，口干而渴，舌质红，苔薄白或薄黄，指纹色浮紫，则为风热感冒，可加按以下穴位。

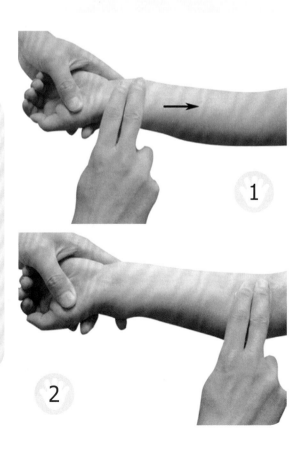

清天河水

　　患儿仰卧位，术者站在患儿的侧方，一手扶住患儿的前臂，另一手以食指、中指罗纹面沿着患儿前臂正中自手腕部推向肘部，称为"清天河水"，反复操作100次。注意着力部位要紧贴皮肤，压力适中，做到轻而不浮，重而不滞，应沿着直线推动。

暑湿感冒

如果孩子发热无汗，头痛鼻塞，身重困倦，咳嗽不剧，胸闷泛恶，食欲不振，或呕吐泄泻，舌质红，苔黄腻，指纹色紫，则为暑湿感冒，可加按以下穴位。

退六腑

患儿仰卧位，术者站在患儿的侧方，一手扶住患儿的手部，另一手以拇指或食指、中指指面沿着患儿小指一侧的前臂，从患儿的肘部向腕部直推，称为"退六腑"，反复操作 300 次。在推动的过程中，要注意指腹紧贴患儿的皮肤，压力要适中。

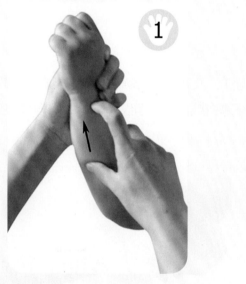
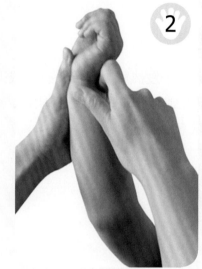

清胃经

患儿仰卧位，术者站在患儿的侧方，一手扶住患儿的手掌，另一手以拇指罗纹面从患儿拇指掌侧第 1 节向指根方向直推，称为"清胃经"，反复操作 300 次。

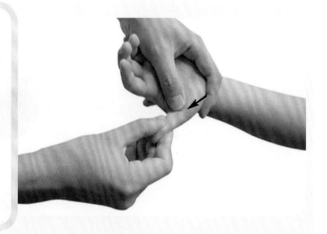

清大肠

患儿抱坐位或仰卧位，术者站在患儿的侧方，一手扶住患儿的手掌，另一手以拇指罗纹面在患儿食指外侧缘，从虎口向食指指尖直推100次。

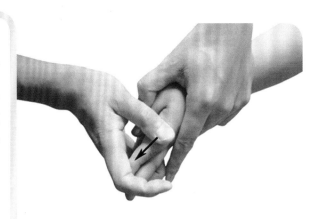

体虚感冒

补脾经

患儿仰卧位，术者站在患儿的侧方，一手扶住患儿的手掌，另一手以拇指罗纹面在患儿拇指指尖罗纹面上做顺时针方向的旋转推动。也可以将患儿拇指屈曲，术者以拇指罗纹面循患儿拇指外侧边缘向掌根方向直推，统称为"补脾经"，反复操作100次。

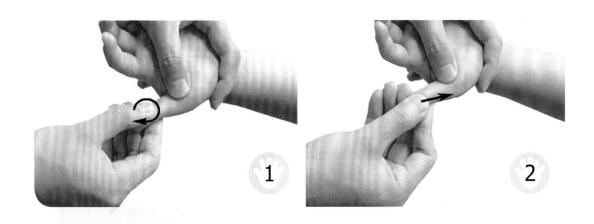

患儿俯卧位，术者双手食指抵于背脊之上，再将大拇指与食指相对，向上捏起皮肤，同时向上捻动，两手交替向前移动。自长强穴起一直捏到大椎穴为 1 次，反复操作 5 ～ 6 次。注意要沿直线捏，所捏皮肤的厚、薄、松、紧应适宜，捏拿速度要适中，动作轻快、柔和。

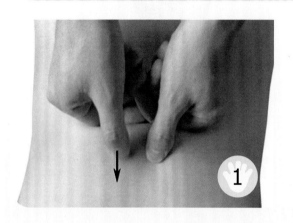

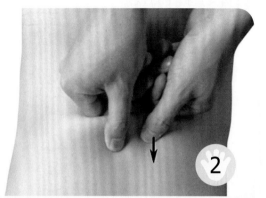

感冒夹痰

孩子感冒兼见咳嗽较剧，咳声重浊，喉中痰鸣，苔滑腻，脉浮数而滑，可加按以下穴位。

揉肺俞

患儿俯卧位，术者站在患儿的侧方，以一手食指、中指指端分别置于患儿两侧肺俞穴上环旋揉动，约 2 ～ 3 分钟。

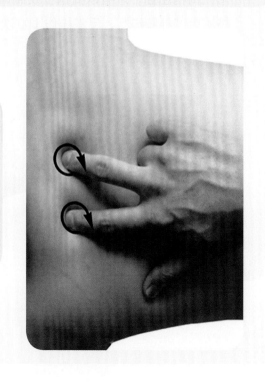

感冒夹滞

如果孩子感冒兼见脘腹胀满，不思饮食，口气秽浊，甚则呕吐、泄泻，或大便秘结，小便短黄，舌苔厚腻，脉数，则为感冒夹滞的表现，可加按以下穴位。

揉板门

患儿仰卧位，术者站在患儿的侧方，一手托住患儿的手掌，另一手以拇指指尖罗纹面按揉患儿手掌大鱼际处，为"揉板门"，反复操作约300次。

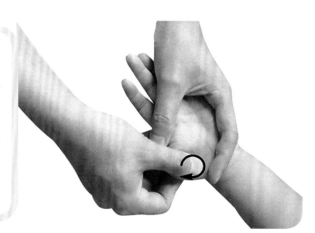

感冒夹惊

清肝经

患儿抱坐位或仰卧位，术者站在患儿的侧方，一手托住患儿的手掌，另一手以拇指指尖从患儿食指指根向指尖方向直推，称为"清肝经"，反复操作100次。

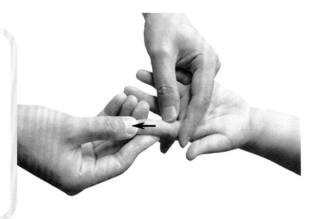

患儿仰卧位，术者站在患儿的侧方，一手托住患儿的手掌，使其掌心向上，另一手以拇指指尖在患儿手掌大小鱼际交界的凹陷处按揉，为"揉小天心"，操作 300 次。注意用力均匀，力度适中，以患儿可以忍受为度。

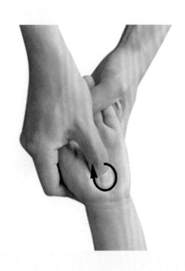

小贴士

治疗期间要让孩子多喝水或新鲜果汁，饮食清淡，注意保暖，避免受凉。

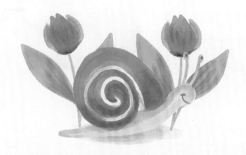

咳嗽

小儿咳嗽大都是由于受凉、气管或肺受感染引起的，吃得过凉也会引起咳嗽。小儿咳嗽是小儿的常见症状，以外感咳嗽为多见，西医学上属于上呼吸道感染的症状之一。

小儿咳嗽时，如果精神尚好，能玩耍并正常吃东西，不哭闹，不发烧，则家长可不必过于担心，可施以推拿法治疗。如果除咳嗽外，还伴精神差、发热、烦躁不安、哭闹不停，则最好去医院就诊。

基本手法

清肺经

患儿仰卧位，术者站在患儿的侧方，一手托住患儿的手掌，另一手以拇指指尖从患儿无名指指根向其指尖方向直推，称为"清肺经"，反复操作100次。注意做推法时力量要均匀，着力部位要紧贴患儿皮肤，沿直线推。

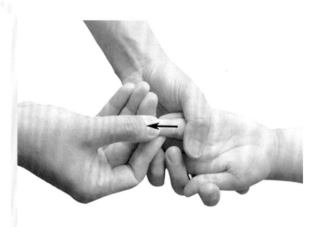

揉天突

患儿仰卧位，术者站在患儿的侧方，以中指指端着力，按揉天突穴（在胸骨切迹上缘凹陷处正中）约30～50次，用力以患儿能耐受为度。

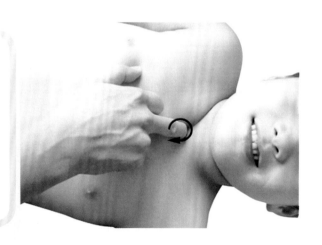

揉膻中

患儿仰卧位，术者站在患儿的侧方，以一手食指、中指指端按于患儿两乳头连线的中点处，即膻中穴，以指端为着力点做环旋揉动，揉 300 次。

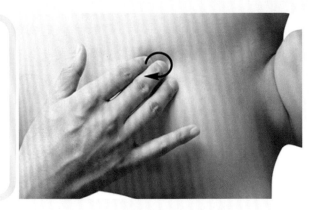

开胸法

患儿仰卧位，术者站在患儿的侧方，用双手拇指及大鱼际着力，自胸骨下端沿肋间隙向两侧分推，同时由上向下沿胸骨中线移动，反复 5 ~ 8 遍。

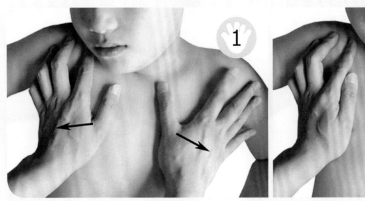
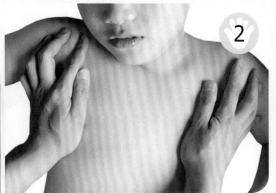

揉肺俞

患儿俯卧位，术者站在患儿的侧方，以一手食指、中指指端分别置于患儿两侧肺俞穴（在背部第 3 胸椎棘突下，旁开 1.5 寸处）上环旋揉动，约 2 ~ 3 分钟。

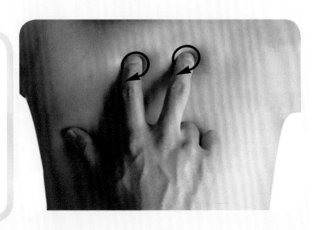

运内八卦

患儿仰卧位，术者站在患儿的侧方，一手拇指扶住患儿的四指，使其掌心向上，以食指、中指夹住患儿手掌，另一手拇指指端自患儿掌根处顺时针方向做环形推动，称为"运内八卦"，反复操作100次。操作时宜轻不宜重，宜缓不宜急，在体表旋绕摩擦推动。

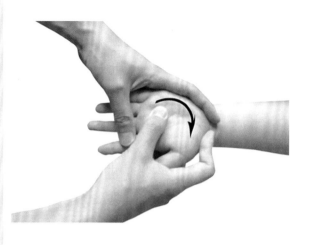

辨证推拿

外感咳嗽

咳嗽有痰，喉痒，头痛，怕冷，鼻塞流涕。外感风寒者，痰、涕清稀色白，舌淡红，苔薄白，指纹浮而淡红；外感风热者，痰、涕黄稠，舌红，苔薄黄，指纹浮红。如果孩子出现了上述症状，在应用基础手法的同时，可加用以下穴位。

掐合谷

患儿抱坐位或仰卧位，术者站在患儿的侧方，一手扶住患儿的前臂，另一手以拇指指甲掐揉患儿合谷穴（在手背第1、2掌骨间，第2掌骨桡侧中点处），注意指甲不可掐破患儿皮肤。

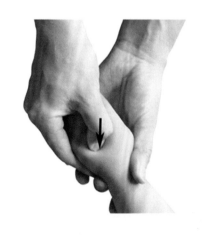

揉一窝风

患儿仰卧位，术者站在患儿的侧方，一手托住患儿的手部，使其掌心向下，另一手以拇指指尖罗纹面按揉患儿一窝风（手背腕横纹中央凹陷处），操作300次。注意用力均匀，力度适中，以患儿可以忍受为度。

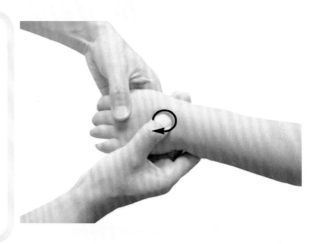

开天门

患儿仰卧位，术者坐于患儿头前，用两手拇指指腹着力于前额，自印堂（眉心）至神庭（印堂之上，入前发际0.5寸）做抹法，称为"开天门"，连续做30～50次。施术时以拇指的近端带动远端，做上下或左右的单方向移动，其余四指置于头的两侧相对固定。

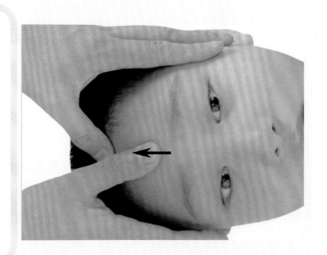

推坎宫

患儿仰卧位，术者坐于患儿头前，用两手拇指的外侧面着力于前额，自眉心向眉梢做分推，称为"推坎宫"，连续做30～50次。做此法的时候要注意压力均衡，做到轻而不浮，重而不滞，方向要正确。

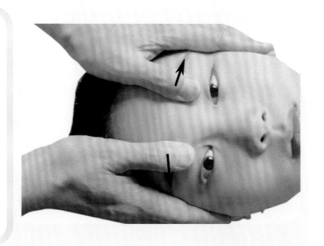

拿揉风池

患儿坐位，术者站在患儿的后方，一手扶住患儿前额，另一手以拇指、食指罗纹面相对用力拿揉患儿风池穴（颈后枕骨下，胸锁乳突肌与斜方肌三角凹陷中），反复操作2分钟。注意本法操作时不可过度用力，以免引起小儿不适。

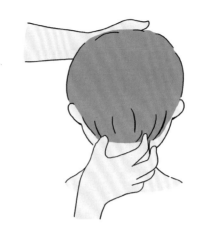

揉太阳

患儿仰卧位，术者坐于患儿头前，将两拇指罗纹面紧贴于患儿头部两侧太阳穴（在眉眼后凹陷中）处做环旋揉动，其余四指轻扶于患儿脑后，称为"揉太阳"，反复揉2分钟。揉动时压力要均匀，动作要协调、有节律。

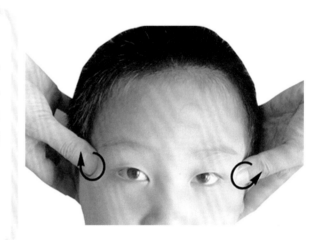

退六腑

患儿仰卧位，术者站在患儿的侧方，一手扶住患儿的前臂，另一手以拇指或食指、中指指面沿着患儿前臂内侧，从患儿的肘部向腕部直推，称为"退六腑"，反复操作300次。在推动的过程中，要注意指面紧贴患儿的皮肤，压力要适中。

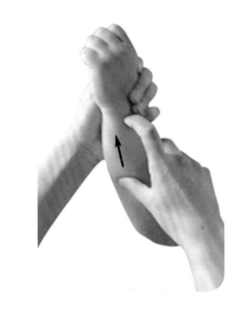

内伤咳嗽

如果孩子久咳，微热，身体消瘦，咳嗽痰多，食少纳呆，精神不振，疲乏无力，舌淡，苔薄或腻，指纹色淡暗，则为内伤咳嗽，可加按以下穴位。

补脾经

患儿仰卧位，术者站在患儿的侧方，一手托住患儿的手掌，另一手以拇指指尖罗纹面在患儿拇指指尖罗纹面上做顺时针方向的旋转推动，也可以将患儿拇指屈曲，术者以拇指罗纹面循患儿拇指外侧边缘向掌根方向直推，统称为"补脾经"，反复操作 100 次。

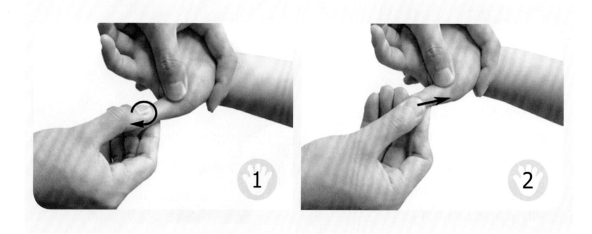

推肾经

患儿仰卧位，术者站在患儿的侧方，一手托住患儿的手掌，另一手以拇指指端罗纹面从患儿小指指尖向其指根方向直推，称为"推肾经"，反复操作 300 次。注意推时力量要均匀，着力部位要紧贴患儿皮肤，沿直线推。

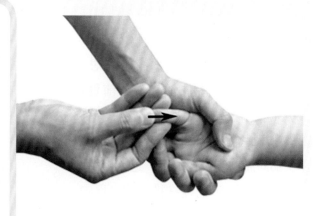

揉足三里

患儿仰卧位，术者站在患儿的侧方，以一手拇指于患儿足三里穴（小腿前外侧，髌骨与髌韧带外侧凹陷下3寸，距胫骨前缘一横指）上，施以点揉法3分钟。施术时以拇指指端吸定于足三里穴上，以肢体的近端带动远端做带动深层组织的小幅度环旋揉动，压力要均匀，动作要协调、有节律。

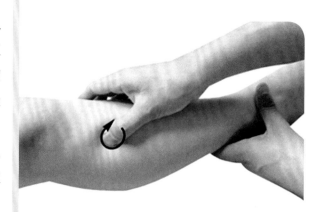

捏脊

患儿俯卧位，术者双手食指抵于背脊之上，再以两手拇指伸向食指前方，合力挟住肌肉，捏起，采用食指向前、拇指后退的翻卷动作，两手交替向前移动。自长强穴（尾骨端下，当尾骨端与肛门连线中点处）起一直捏到大椎穴（后正中线上，第7颈椎棘突下凹陷中）为1次。如此反复操作5~6次。注意要沿直线捏，所捏皮肤的厚、薄、松、紧应适宜，捏拿速度要适中，动作轻快、柔和，避免肌肤从手指尖滑脱。

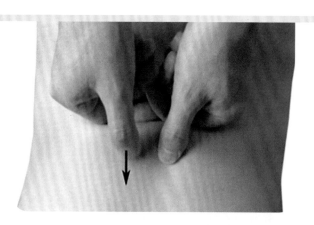

揉涌泉

患儿仰卧位，术者站在患儿的侧方，一手托住患儿足跟，另一手以拇指指端罗纹面揉患儿涌泉穴（足底部，卷足时足前部凹陷处，约当足底第2、3趾趾缝纹头与足跟连线的前 1/3 处）50 ~ 100 次。

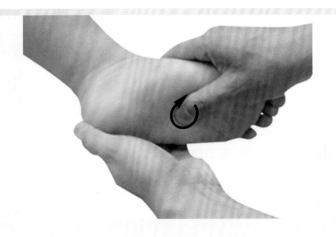

小贴士

①咳嗽的原因很多，应查处具体病因，对症用药，不能随便使用止咳药，以免阻碍痰液排出。

②少食辛辣、香燥、煎炸、油腻荤腥和过咸过酸食品。

③加强锻炼，多晒太阳，强健体魄；多吃一些含维生素 C 的果蔬，例如柑橘、香菇等，增强免疫力。

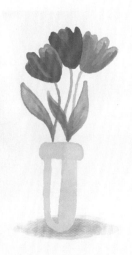

发热

小儿发热指小儿体温异常升高，又称为"发烧"，在儿科最常见。小儿的正常体温受性别、年龄、昼夜及季节变化、饮食、哭闹、气温以及衣被的厚薄等因素影响而有一定的波动。体温稍有升高，并不一定有病理意义。因小儿"阳常有余，阴常不足"的生理特点，以及小儿正处于生长发育阶段，免疫功能较低，易受感染而致发热。

辨证推拿

外感风寒

如果孩子发热，无汗，头身疼痛，恶寒不渴，咳嗽，鼻流清涕，指纹红或青色，脉浮紧，则为外感风寒而发热。

揉外劳宫

患儿仰卧位，术者站在患儿的侧方，一手托住患儿的手部，另一手以拇指指端在患儿外劳宫穴（在手背侧，第1、2掌骨之间，掌指关节后0.5寸处）上环旋揉动300次。此法对于治疗风寒感冒效果较好。

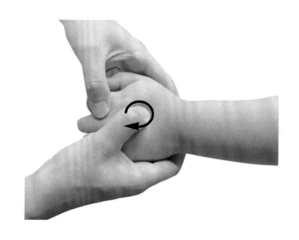

揉一窝风

患儿仰卧位，术者站在患儿的侧方，一手托住患儿的手部，使其掌心向下，另一手以拇指指腹罗纹面按揉患儿一窝风（手背腕横纹中央凹陷处），操作300次。注意用力均匀，力度适中，以患儿可以忍受为度。

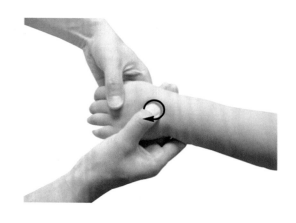

外感风热

如果孩子发热，有汗，咽喉红肿疼痛，咳嗽，吐浊痰，口唇红，舌苔白或微黄，脉浮数，则为外感风热而发热。

点揉曲池

患儿坐位或仰卧位，术者站在患儿的侧方，一手扶住患肢，另一手点揉该患肢曲池穴，点揉2分钟。施术时动作要和缓，指力要吸定于患儿皮肤上，力量要透达穴位的深层组织，压力均匀，动作要协调、有节律。

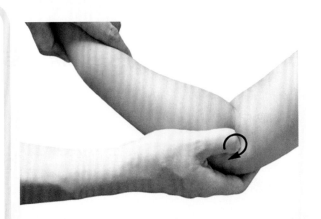

食积发热

如果孩子发热，口中酸腐，大便秘结，手心腹部热，脉滑，唇红，指纹紫滞，不欲饮食，夜卧不宁，则为食积发热。

揉板门

患儿仰卧位，术者站在患儿的侧方，一手托住患儿的手掌，另一手以拇指指腹罗纹面在患儿手掌大鱼际处往返按揉，为"揉板门"，反复操作300次。

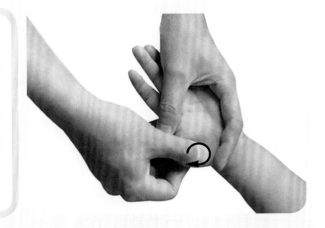

清胃经

患儿仰卧位，术者站在患儿的侧方，一手托住患儿的手掌，另一手以拇指指腹罗纹面由患儿掌根向拇指指根方向直推，称为"清胃经"，反复操作300次。

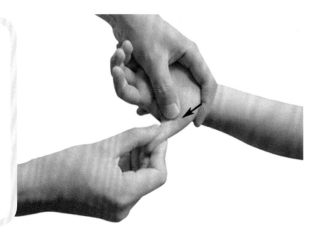

退六腑

患儿仰卧位，术者站在患儿的侧方，一手扶住患儿的前臂，另一手以拇指或食指、中指指面沿着患儿前臂内侧，从患儿的肘部向腕部直推，称为"退六腑"，反复操作200次。在推动的过程中，要注意指面紧贴患儿的皮肤，压力要适中。对于一切实热证均有效。

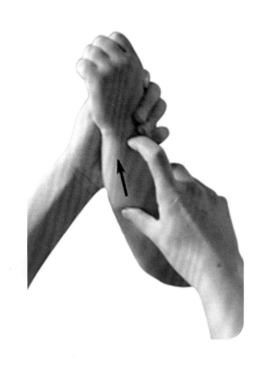

阴虚发热

如果孩子低热,午后或夜间发热重,睡中出汗,五心烦热,颧红盗汗,体瘦唇干,舌红或有裂,则为阴虚发热。

揉二马

二马穴位于小儿掌背无名指与小指掌指关节后凹陷处。患儿仰卧位,术者站在患儿的侧方,一手托住患儿的前臂,另一手以拇指指端揉其二马穴,揉100~300次。

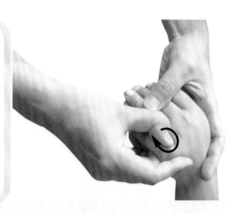

推肾经

患儿仰卧位,术者站在患儿的侧方,一手扶住患儿的前臂,另一手以拇指罗纹面从患儿小指指尖向其指根方向直推,称为"推肾经",反复操作200次。

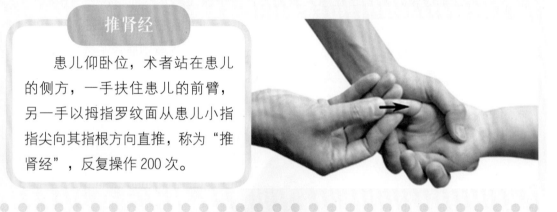

揉三阴交

患儿正坐位,术者站在患者的前方,一手托住患儿小腿,另一手拇指点按于患儿内踝上3寸处,即三阴交穴,施以点揉法3分钟。术者以拇指指端吸定于三阴交穴上,以肢体的近端带动远端做带动深层组织的小幅度环旋揉动,压力要均匀,动作要协调、有节律。

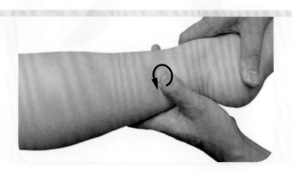

惊恐发热

如果孩子受惊或跌仆后引起发热，常常伴面色发青，惊悸哭闹不安，易惊醒，面色发青，则为惊恐发热。

清肝经

患儿抱坐位或仰卧位，术者站在患儿的侧方，一手托住患儿的手掌，另一手以拇指罗纹面从患儿食指指根向指尖方向直推，称为"清肝经"，反复操作100次。

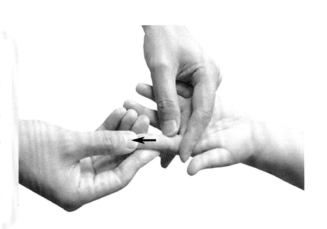

运内八卦

患儿仰卧位，术者站在患儿的侧方，一手扶住患儿的四指，使其掌心向上，以食指、中指夹住患儿手掌，另一手拇指指端自患儿掌根处顺时针方向做环形推动，称为"运内八卦"，反复操作100次。操作时宜轻不宜重，宜缓不宜急，在体表旋绕摩擦推动。

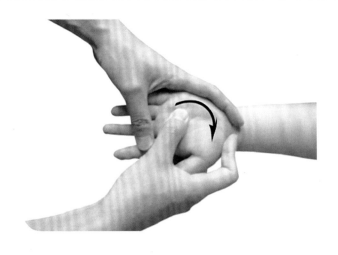

揉小天心

患儿仰卧位，术者站在患儿的侧方，一手托住患儿的手掌，使其掌心向上，另一手以拇指罗纹面在患儿手掌大、小鱼际交界的凹陷处按揉，为"揉小天心"，操作300次。注意用力均匀，力度适中，以患儿可以忍受为度。

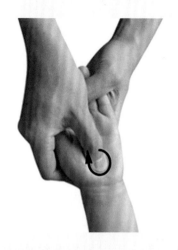

小贴士

治疗期间，要让孩子多喝水或新鲜果汁，饮食清淡。小儿发热发病急、变化快，如经手法治疗热不得解，应及时送医院治疗。

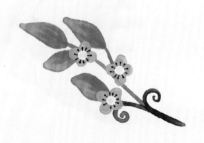

扁桃体炎

扁桃体炎一般是指腭扁桃体的非特异性炎症，可分为急性扁桃体炎、慢性扁桃体炎，是儿科常见的咽喉疾病。中医学将此类疾病归为"乳蛾"。以咽喉两侧喉核红肿疼痛、吞咽不利为主症，因其红肿，形状似乳头或蚕蛾，故称为乳蛾。临床有急性、慢性之分，而急性并伴有脓性分泌物称为烂乳蛾，慢性则称为木蛾、死蛾。一年四季均可发病，小儿发病常伴随发热等症状。

基本手法

清肺经

患儿仰卧位，术者站在患儿的侧方，一手托住患儿的手掌，另一手以拇指罗纹面从患儿无名指指根向其指尖方向直推，称为"清肺经"，反复操作100次。注意做推法时力量要均匀，着力部位要紧贴患儿皮肤，沿直线推。

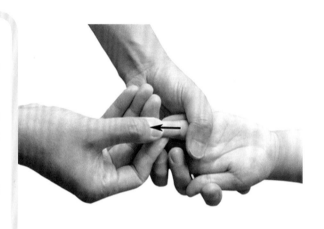

掐少商、商阳

患儿仰卧位，术者站在患儿的侧方，一手扶住患儿的前臂，点按少商、商阳（拇指和食指的桡侧缘，距指甲角0.1寸处），掐5~20次。

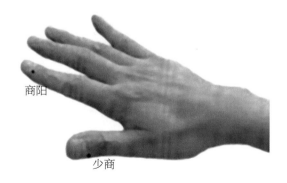

商阳

少商

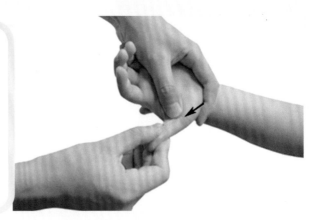

清胃经

　　患儿仰卧位，术者站在患儿的侧方，一手托住患儿的手掌，另一手以拇指罗纹面由患儿拇指掌侧第 1 节向指根方向直推，称为"清胃经"，反复操作 300 次。

退六腑

　　患儿仰卧位，术者站在患儿的侧方，一手扶住患儿的前臂，另一手以拇指或食指、中指指面沿着患儿前臂内侧，从患儿的肘部向腕部直推，称为"退六腑"，反复操作 200 次。在推动的过程中，要注意指面紧贴患儿的皮肤，压力要适中。

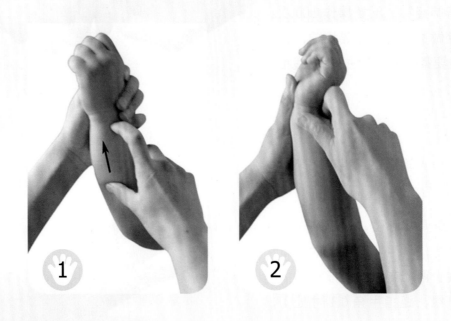

风热外袭

如果孩子发热,咳嗽,咽痛,轻度吞咽困难,扁桃体红肿成脓,大便干结或正常,苔白或黄,脉浮数,指纹红,则为风热所致,可在应用基本手法的同时,加按以下穴位。

点揉曲池

患儿坐位或仰卧位,术者站在患儿的侧方,一手扶住患肢,另一手点揉该患肢曲池穴,点揉2分钟。施术时动作要和缓,指力要吸定于患儿皮肤上,力量要透达穴位的深层组织,压力均匀,动作要协调、有节律。

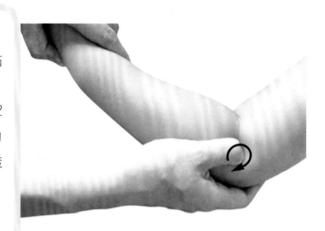

掐合谷

患儿抱坐位或仰卧位,术者站在患儿的侧方,一手扶住患儿的前臂,另一手以拇指指甲掐揉患儿合谷穴(在手背第1、2掌骨间,第2掌骨桡侧中点处),注意不可掐破患儿皮肤。

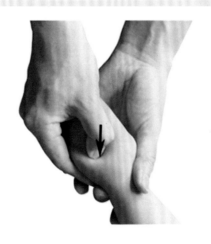

肺胃热盛

如果孩子发热，咽痛剧烈，吞咽困难，口渴引饮，口臭便秘，扁桃体充血红肿，或见脓点或脓肿，舌红，苔黄厚，脉洪数，指纹紫而滞，则因肺胃热盛而致病，可加按以下穴位。

分手阴阳

患儿仰卧位，术者坐于患儿侧方，以两手拇指按于患儿掌根之间，中指托住患儿手背，无名指在下，小指在上，夹持固定其四指，用两手拇指指端由患儿手腕部总筋向两侧分推100~200次。注意分推时压力不要过大，以患儿能忍受为度。

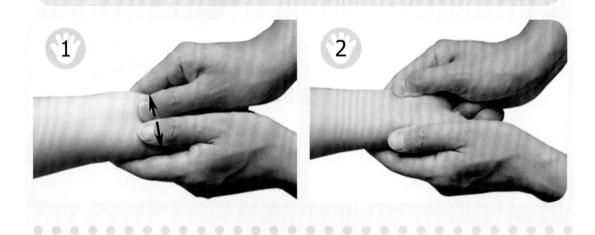

清大肠

患儿抱坐位或仰卧位，术者站在患儿的侧方，一手扶住患儿的手掌，另一手以拇指罗纹面在患儿食指外侧缘，自虎口向食指指尖直推100次。

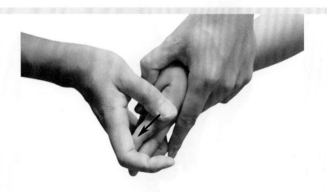

肺肾阴虚

如果孩子口燥咽干，常感咽痛不适，干咳少痰，扁桃体微红或暗红，日久不消，或有少许脓液附于表面，伴五心烦热，头晕，舌红少苔，脉细数，指纹红紫，则为肺肾阴虚，可加按以下穴位。

揉二马

二马穴位于小儿掌背无名指与小指掌指关节后凹陷处。患儿仰卧位，术者站在患儿的侧方，一手托住患儿的前臂，另一手以拇指指端揉其二马穴，揉100～300次。

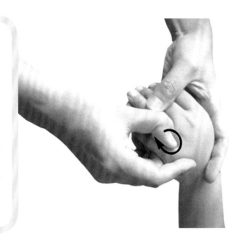

推肾经

患儿仰卧位，术者站在患儿的侧方，一手托住患儿的手掌，另一手以拇指罗纹面从患儿小指指尖向其指根方向直推，称为"推肾经"，反复操作200次。

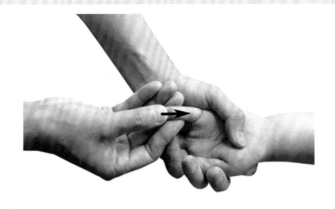

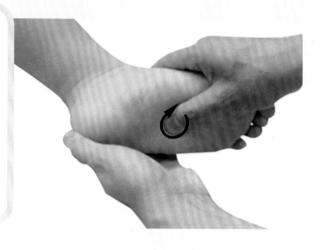

揉涌泉

患儿仰卧位，术者站在患儿的侧方，一手托住患儿足跟，另一手以拇指罗纹面揉患儿涌泉穴（足底部，卷足时足前部凹陷处，约当足底第2、3趾趾缝纹头与足跟连线的前1/3处）50～100次。

小贴士

建议体弱多病的宝宝加强锻炼，增强身体的抵抗力。在感冒流行的季节尽量少让孩子去公共场所。多饮水，爱护口腔卫生，多吃青菜、水果，少食辛辣食物。在气候变换时节，要注意保暖，防止孩子受凉感冒。

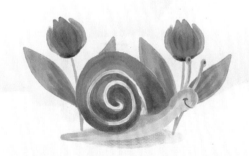

夜啼

夜啼主要见于婴幼儿，是指婴儿每至夜间，间歇性地高声啼哭，甚至通宵达旦，而白天如正常小儿一样的一种病症，俗称"夜哭郎"。属于西医学中睡眠障碍的一种表现。

基本手法

揉外劳宫

患儿仰卧位，术者站在患儿的侧方，一手托住患儿的手部，另一手以拇指指端在患儿外劳宫穴（在手背侧，第1、2掌骨之间，掌指关节后0.5寸处）上环旋揉动300次。

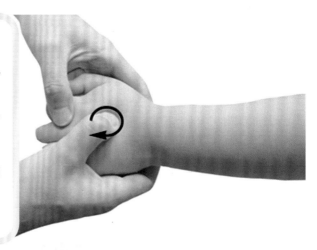

清胃经

患儿仰卧位，术者站在患儿的侧方，一手托住患儿的手掌，另一手以拇指罗纹面在患儿拇指掌侧第1节向指根方向直推，称为"清胃经"，反复操作300次。

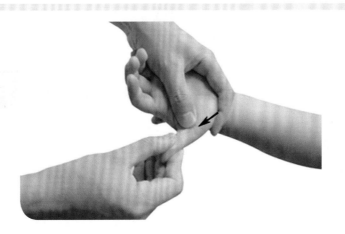

清肝经

患儿抱坐位或仰卧位，术者站在患儿的侧方，一手托住患儿的手掌，另一手以拇指罗纹面从患儿食指指根向指尖方向直推，称为"清肝经"，反复操作100次。

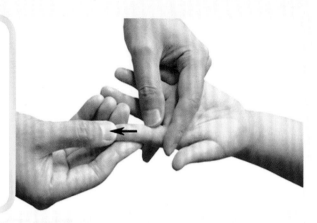

补脾经

患儿仰卧位，术者站在患儿的侧方，一手托住患儿的手掌，另一手以拇指罗纹面在患儿拇指指端罗纹面上做顺时针方向的旋转推动，也可以将患儿拇指屈曲，术者以拇指罗纹面循患儿拇指外侧边缘向掌根方向直推，统称为"补脾经"，反复操作100次。

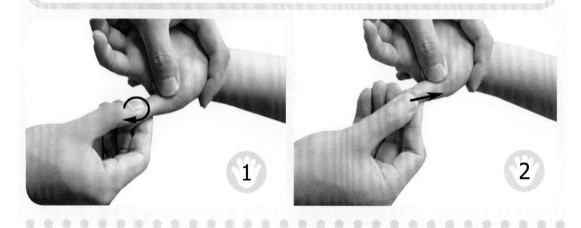

清天河水

患儿仰卧位，术者站在患儿的侧方，一手托住患儿的手掌，另一手以食指、中指罗纹面沿着患儿前臂正中，自腕部推向肘部，称为"清天河水"，反复操作100次。注意着力部位要紧贴皮肤，压力适中，做到轻而不浮，重而不滞。应沿着直线推动。

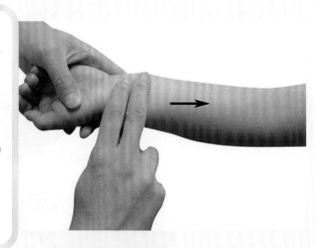

摩腹

患儿仰卧位，术者站在患儿的侧方，将手掌轻放于患儿腹部，沉肩垂肘，以前臂带动手腕，按照右下腹→右上腹→左上腹→左下腹的顺序做环形而有节律的抚摩约 5 分钟。用力宜轻不宜重，速度宜缓不宜急。在摩腹之前可以在患儿腹部涂上适量滑石粉，以免摩腹过程中损伤患儿皮肤。

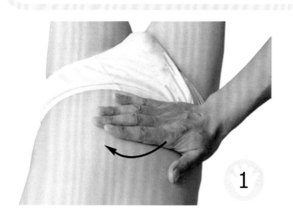
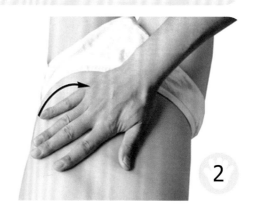

捏脊

患儿俯卧位，术者双手食指抵于背脊之上，再以两手拇指伸向食指前方，合力挟住肌肉，捏起，采用食指向前、拇指后退的翻卷动作，两手交替向前移动。自长强穴（尾骨端下，当尾骨端与肛门连线中点处）起一直捏到大椎穴（后正中线上，第 7 颈椎棘突下凹陷中）为 1 次。如此反复操作 5 ～ 6 次。注意要沿直线捏，所捏皮肤的厚、薄、松、紧应适宜，捏拿速度要适中，动作轻快、柔和，避免肌肤从手指尖滑脱。

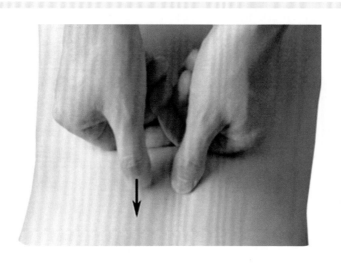

患儿仰卧位，术者站在患儿的侧方，一手托住患儿足跟，另一手以拇指罗纹面揉患儿涌泉穴（足底部，卷足时足前部凹陷处，约当足底第2、3趾趾缝纹头与足跟连线的前 1/3 处）50 ~ 100 次。

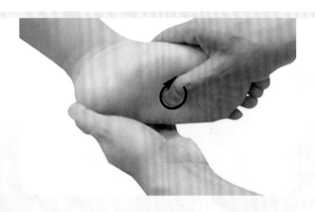

辨证推拿

脾气虚弱

如果孩子哭声无力，屈腰而啼，睡喜俯卧，面色青白，神疲懒言，反应迟钝，口中气冷，四肢厥冷，不思乳食，大便溏薄或干，唇舌淡白，指纹淡红，则为脾气虚弱，在应用基本手法的同时，可加按以下穴位。

补脾经

患儿仰卧位，术者站在患儿的侧方，一手托住患儿的手掌，另一手以拇指罗纹面在患儿拇指指端罗纹面上做顺时针方向的旋转推动，也可以将患儿拇指屈曲，术者以拇指罗纹面循患儿拇指外侧边缘向掌根方向直推，统称为"补脾经"，反复操作 100 次。

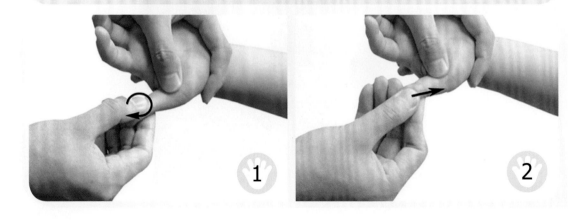

心热及易受惊吓

如果孩子白天受到惊吓，夜间阵发性啼哭，有时现恐惧状，惊叫不安，面色晦暗，表情呆钝，遇声即惊，不欲见人，指纹色青，则为心热，可加按以下穴位。

揉小天心

患儿仰卧位，术者站在患儿的侧方，一手托住患儿的手掌，使其掌心向上，另一手以拇指罗纹面在患儿手掌大小鱼际交界的凹陷处按揉，称为"揉小天心"，操作300次。注意用力均匀，力度适中，以患儿可以忍受为度。

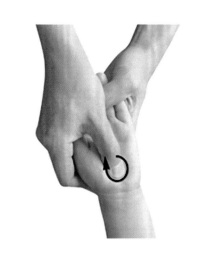

清心经

患儿仰卧位，术者站在患儿的侧方，一手托住患儿的手掌，另一手以拇指罗纹面从患儿中指指根向指尖方向直推，称为"清心经"，反复操作100次。

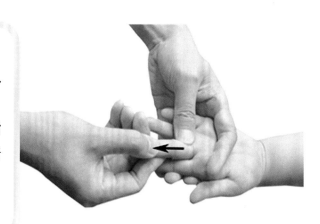

小贴士

保持室内安静，喂食不可过饱，衣着不要过暖，乳母勿食辛辣之物。

哮喘

哮喘是小儿常见的呼吸道疾病，以发作性喉间哮鸣气促、呼气延长为特征，严重者不能平卧。本病四季皆有，好发于春、秋两季。各个年龄都可能发生，以婴幼儿及学龄前期最为常见。

清肺经

患儿仰卧位，术者站在患儿的侧方，一手托住患儿的手掌，另一手以拇指罗纹面从患儿无名指指根向其指尖方向直推，称为"清肺经"，反复操作100次。注意做推法时力量要均匀，着力部位要紧贴患儿皮肤，沿直线推。

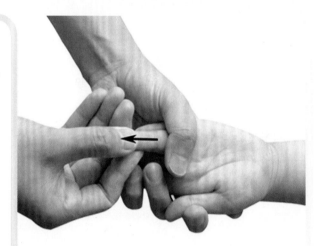

补脾经

患儿仰卧位，术者站在患儿的侧方，一手托住患儿的手掌，另一手以拇指罗纹面在患儿拇指指端罗纹面上做顺时针方向的旋转推动，也可以将患儿拇指屈曲，术者以拇指罗纹面循患儿拇指外侧边缘向掌根方向直推，统称为"补脾经"，反复操作100次。

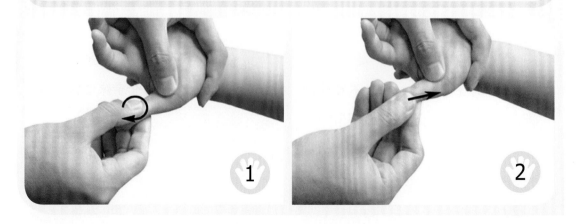

推肾经

患儿仰卧位，术者站在患儿的侧方，一手托住患儿的手掌，另一手以拇指罗纹面从患儿小指指尖向其指根方向直推，称为"推肾经"，反复操作300次。注意推时力量要均匀，着力部位要紧贴患儿皮肤，沿直线推。

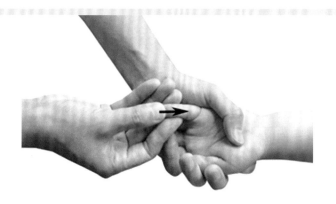

揉天突

患儿仰卧位，术者站在患儿的侧方，以中指指端着力，按揉天突穴（在胸骨切迹上缘凹陷处正中）约30～50次，用力以患儿能耐受为度。

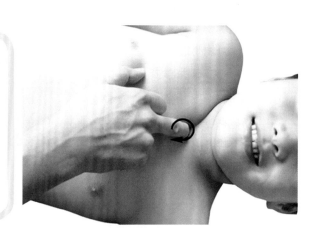

揉膻中

患儿仰卧位，术者站在患儿的侧方，以一手食指、中指指端按于患儿两乳头连线的中点处，即膻中穴，以指端为着力点环旋揉动，揉300次。

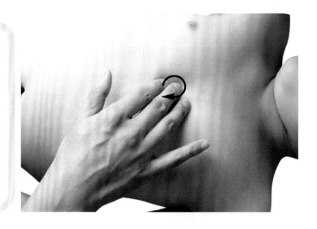

患儿仰卧位，术者站在患儿的侧方，用双手拇指及大鱼际着力，自胸骨下端沿肋间隙向两侧分推，同时由上向下沿胸骨中线移动，反复5～8遍。

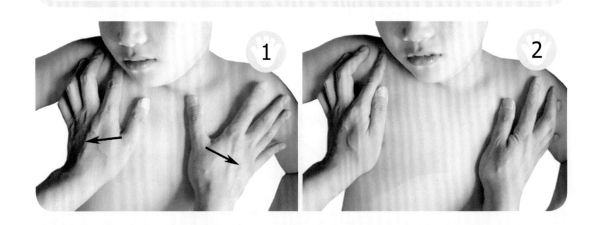

揉肺俞

患儿俯卧位，术者站在患儿的侧方，以一手食指、中指指端分别置于患儿两侧肺俞穴（在背部第3胸椎棘突下，旁开1.5寸处）上，环旋揉动约2～3分钟。

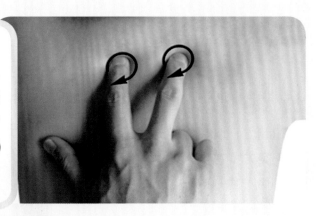

运内八卦

患儿仰卧位，术者站在患儿的侧方，一手扶住患儿的四指，使其掌心向上，以食指、中指夹住患儿手掌，另一手拇指指端自患儿掌根处顺时针方向做环形推动，称为"运内八卦"，反复操作100次。操作时宜轻不宜重，宜缓不宜急，在体表旋绕摩擦推动。

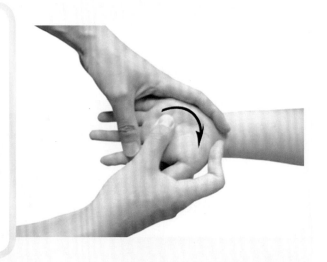

孩子发病时要多卧床休息，注意保暖，避免受凉；治疗期间饮食宜清淡、易消化，忌食生冷、油腻、辛辣之品；缓解期应适当增加锻炼，增强体质，提高免疫力。

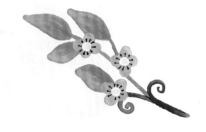

鼻炎

小儿鼻炎是儿科临床的常见病和多发病，鼻炎是由气候变化、环境，以及鼻子临近器官病变的炎症扩散与自身抵抗力降低等因素引起，其中以抵抗力低下为反复发作及病情迁延的主要内因。以发病急缓和病程长短为依据，可划分为急性鼻炎、慢性鼻炎以及过敏性鼻炎。发病原因有：一是外在因素，多为风寒、疫气之邪侵袭鼻窍；二是内在因素，多因脏腑功能失调所致。因此，鼻炎的发生是以身体的内因为本，外因为标，外因与内因合而为患。

基本手法

开天门

患儿仰卧位，术者坐于患儿头前，用两手拇指指腹着力于前额，自印堂（眉心）至神庭（印堂之上，入前发际0.5寸）做抹法，称为"开天门"，连续做30～50次。施术时以拇指的近端带动远端，做上下或左右的单方向移动，其余四指置于头的两侧相对固定。

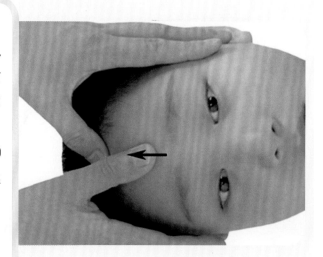

清肺经

患儿仰卧位，术者站在患儿的侧方，一手托住患儿的手掌，另一手以拇指罗纹面从患儿无名指指根向其指尖直推，称为"清肺经"，反复操作100次。注意做推法时力量要均匀，着力部位要紧贴患儿皮肤，沿直线推。

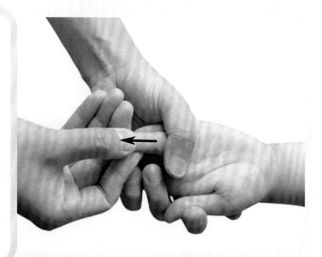

退六腑

患儿仰卧位，术者站在患儿的侧方，一手扶住患儿的前臂，另一手以拇指或食指、中指指面沿着患儿前臂内侧，从患儿的肘部向腕部直推，称为"退六腑"，反复操作300次。在推动的过程中，要注意指面紧贴患儿的皮肤，压力要适中。

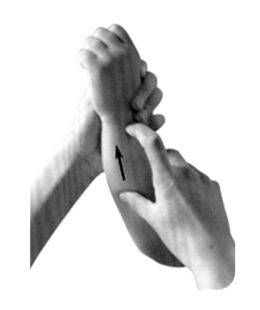

清天河水

患儿仰卧位，术者站在患儿的侧方，一手扶住患儿的前臂，另一手以食指、中指罗纹面沿着患儿前臂正中，自腕部推向肘部，称为"清天河水"，反复操作100次。注意着力部位要紧贴皮肤，压力适中，做到轻而不浮，重而不滞。应沿着直线推动。

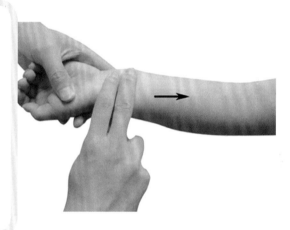

揉肺俞

患儿俯卧位，术者站在患儿的侧方，以一手食指、中指指端分别置于患儿两侧肺俞穴（在背部第3胸椎棘突下，旁开1.5寸处）上，环旋揉动约2～3分钟。

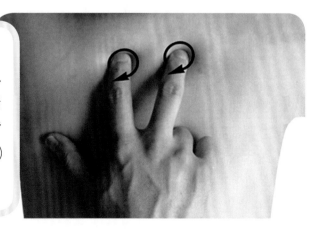

按揉大椎

患儿正坐位或俯卧位，术者站在患儿的侧方，以一手拇指置于患儿大椎穴（第7颈椎棘突下缘）上，向下按压的同时环旋揉动穴位2分钟，注意拇指需吸定于穴位上，力度以患儿能耐受为宜。

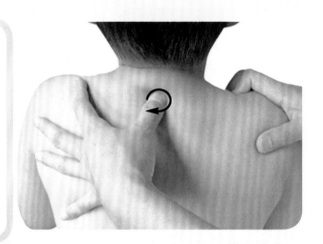

点揉风池

患儿坐位，术者站在患儿的侧方，一手扶住患儿前额部，另一手拇指和食指同时点揉两侧的风池穴（颈后枕骨下，胸锁乳突肌与斜方肌三角凹陷中），反复操作2分钟。施术时动作要和缓，指力要吸定于患儿皮肤上，力量要深透达穴位的深层组织，压力均匀，动作要协调、有节律。

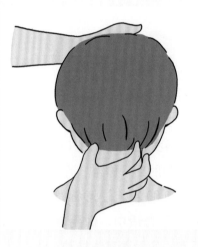

点揉迎香

患儿坐位，术者站在患儿的侧方，双手点揉迎香穴，反复操作2分钟。施术时动作要和缓，指力要吸定于患儿皮肤上，力量要透达穴位的深层组织，压力均匀，动作要协调、有节律。

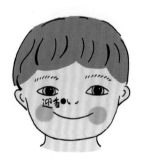

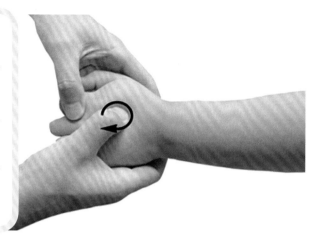

揉外劳宫

患儿仰卧位，术者站在患儿的侧方，一手扶住患儿的前臂，另一手以拇指端在患儿外劳宫穴（在手背侧，第1、2掌骨之间，掌指关节后0.5寸处）上，环旋揉动300次。

辨证推拿

慢性鼻炎

间歇性鼻塞，多在寒冷时或早晚、静坐后鼻塞；时有鼻涕，常为黏液性鼻涕，量少，若感染后可出现黏脓涕。鼻黏膜肿胀，以下鼻甲为明显，表面光滑，湿润，色泽多呈暗红，探针触之柔软、有弹性。如果孩子有慢性鼻炎，可加按以下穴位。

补脾经

患儿仰卧位，术者站在患儿的侧方，一手托住患儿的手掌，另一手以拇指罗纹面在患儿拇指指端罗纹面上做顺时针方向的旋转推动，也可以将患儿拇指屈曲，术者以拇指罗纹面循患儿拇指外侧边缘向掌根方向直推，统称为"补脾经"，反复操作100次。

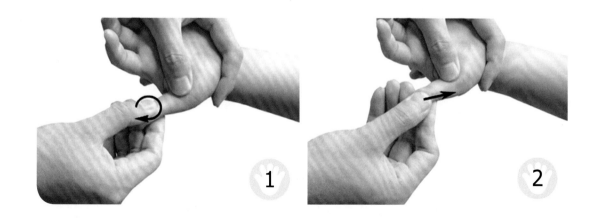

患儿仰卧位，术者站在患儿的侧方，以一手拇指按于患儿足三里穴（小腿前外侧，髌骨与髌韧带外侧凹陷下3寸，距胫骨前缘一横指）上，施以点揉法3分钟。施术时，以拇指指端吸定于足三里穴上，以肢体的近端带动远端做带动深层组织的小幅度环旋揉动，压力要均匀，动作要协调、有节律。

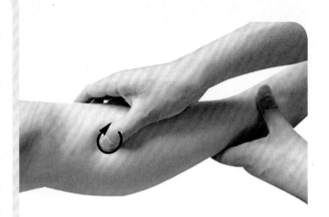

过敏性鼻炎

突然出现鼻塞、流清水鼻涕、连续打喷嚏。突出表现为眼睛、鼻子、咽喉部及外耳道瘙痒难耐。一年四季都可发病，但主要发生在春夏或夏秋季，与花粉、扬尘等有很大关系。有的小宝宝由于瘙痒严重而烦躁啼哭，一般4～5天会逐渐好转。如果合并感染，还会流黄脓鼻涕，或常年鼻塞、流涕，转为慢性鼻炎。如果孩子出现了过敏性鼻炎，可加按以下穴位。

运内八卦

患儿仰卧位，术者站在患儿的侧方，一手扶住患儿的四指，使其掌心向上，以食指、中指夹住患儿手掌，另一只手拇指指端自患儿掌根处顺时针方向做环形推动，称为"运内八卦"，反复操作100次。操作时宜轻不宜重，宜缓不宜急，在体表旋绕摩擦推动。

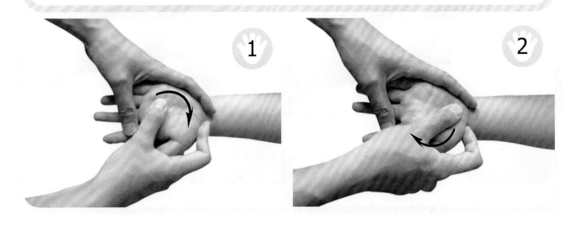

推三关

患儿仰卧位，术者站在患儿的侧方，一手扶住患儿的前臂，另一手以拇指外侧面或食指、中指指面沿着患儿前臂外侧，从患儿的腕部向肘部直推，称为"推三关"，反复操作200次。在推动的过程中，要注意指面要紧贴患儿的皮肤，压力要适中。

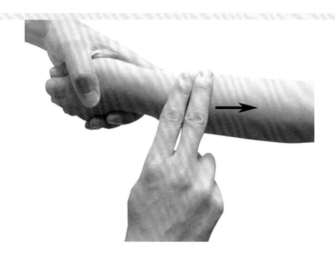

小贴士

季节交替时，注意让孩子防寒保暖，避免着凉，预防感冒；纠正孩子用手挖鼻的不良习惯；让孩子积极锻炼身体，增强抵抗力；过敏性鼻炎要避免接触过敏原；注意室内通风，饮食不要过于辛辣。

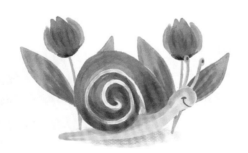

厌食

小儿恶食是小儿常见的脾胃病症，以长期食欲不振、厌恶进食为特点，由喂养不当、饮食失节而致脾胃运化不健引起。本病在西医学中属于"厌食症"的范畴，多见于1～6岁儿童。患儿除食欲不振外，其他症状不明显，预后良好。病程长者可转为疳证。病因病机为长期饮食失节，导致脾胃损伤而发病。

补脾经

患儿仰卧位，术者站在患儿的侧方，一手托住患儿的手掌，另一手以拇指罗纹面在患儿拇指指端罗纹面上做顺时针方向的旋转推动，也可以将患儿拇指屈曲，术者以拇指罗纹面循患儿拇指外侧边缘向掌根方向直推，统称为"补脾经"，反复操作100次。

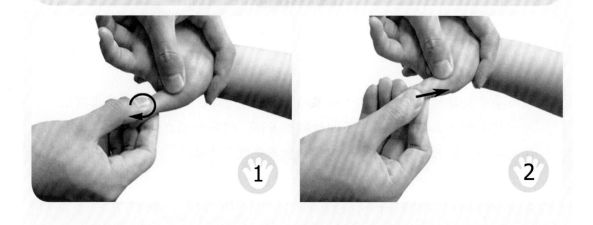

补大肠

患儿仰卧位，术者站在患儿的侧方，一手托住患儿的手掌，另一手以拇指罗纹面在患儿食指外侧缘，自指尖到虎口成一直线进行直推，称为"补大肠"，操作200次。

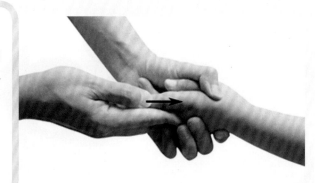

揉板门

患儿仰卧位，术者站在患儿的侧方，一手托住患儿的手掌，另一手以拇指罗纹面按揉患儿手掌大鱼际处，称为"揉板门"，反复操作约 300 次。

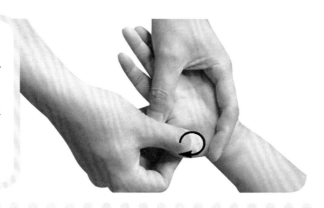

推四横纹

患儿食指、中指、无名指、小指掌侧第 1 指间关节横纹处，称为四横纹。操作此法时患儿仰卧位，术者站在患儿的侧方，一手握住患儿的手掌，使其四指伸直并拢，掌心向上，另一手四指并拢从患儿食指横纹处推向小指横纹处，为"推四横纹"，操作 100 次。

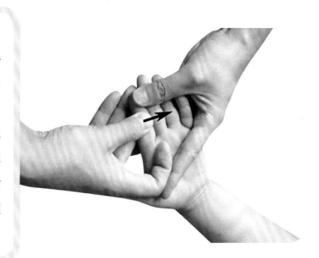

摩腹

患儿仰卧位，术者站在患儿的侧方，将手掌轻放于患儿腹部，沉肩垂肘，以前臂带动腕部，按照右下腹→右上腹→左上腹→左下腹的顺序做环形而有节律的抚摩约 5 分钟。用力宜轻不宜重，速度宜缓不宜急。在摩腹之前可以在患儿腹部涂上适量滑石粉，以免摩腹过程中损伤患儿皮肤。

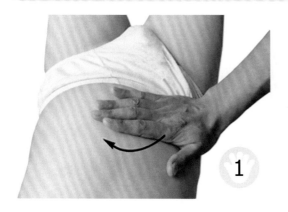

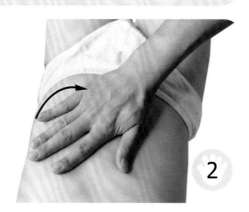

　　患儿俯卧位，术者双手食指抵于背脊之上，再以两手拇指伸向食指前方，合力挟住肌肉，捏起，采用食指向前、拇指后退的翻卷动作，两手交替向前移动。自长强穴（尾骨端下，当尾骨端与肛门连线中点处）起一直捏到大椎穴（后正中线上，第7颈椎棘突下凹陷中）为1次，如此反复操作5～6次。注意要沿直线捏，所捏皮肤的厚、薄、松、紧应适宜，捏拿速度要适中，动作轻快、柔和，避免肌肤从手指尖滑脱。

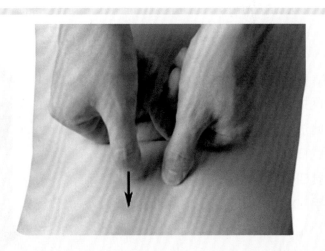

小贴士

①定时饮食，纠正偏食习惯，饭前禁食零食。
②适当补充维生素。

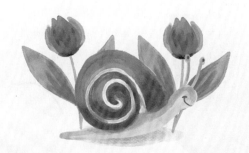

消化不良

小儿消化不良属于中医学"积滞""伤食"的范畴，是儿科的常见病、多发病。大多数是因为饮食不当，喂养不合理或脾胃虚弱造成的。由于小孩子消化系统和神经系统还没有发育完全，很多孩子都会有消化不良的症状。若迁延不愈，或反复发作，就会导致小儿营养不良。

基本手法

揉中脘

患儿仰卧位，术者站在患儿的侧方，将手掌轻放于患儿中脘穴（脐上4寸，位于剑突与脐连线的中点）上，沉肩垂肘，以前臂带动手腕，顺时针、逆时针间隔反复操作，各100下。用力宜轻不宜重，速度宜缓不宜急，随患儿呼吸节律按揉。

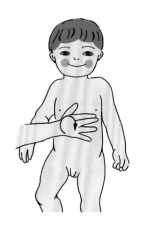

点按天枢

患儿仰卧位，术者站在患儿的侧方，将手掌轻放于患儿天枢穴（脐中旁开2寸）上，点按10次。用力由轻到重。

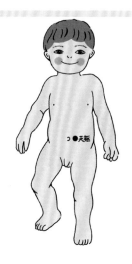

患儿仰卧位，术者站在患儿的侧方，一手托住患儿的手掌，另一手以拇指罗纹面在患儿拇指指端罗纹面上做顺时针方向的旋转推动，也可以将患儿拇指屈曲，术者以拇指罗纹面循患儿拇指外侧边缘向掌根方向直推，统称为"补脾经"，反复操作100次。

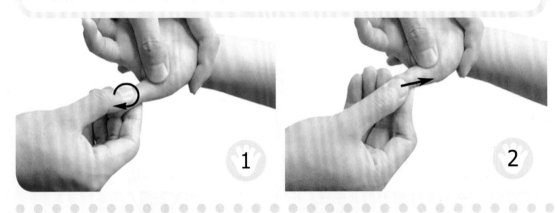

补大肠

患儿仰卧位，术者站在患儿的侧方，一手托住患儿的手掌，另一手以拇指罗纹面在患儿食指外侧缘，自指尖到虎口成一直线进行直推，称为"补大肠"，操作200次。

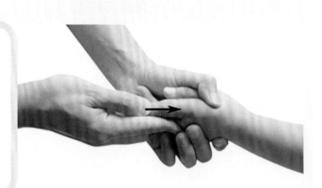

摩腹

患儿仰卧位，术者站在患儿的侧方，将手掌轻放于患儿腹部，沉肩垂肘，以前臂带动手腕，按照右下腹→右上腹→左上腹→左下腹的顺序做环形而有节律的抚摩约5分钟。用力宜轻不宜重，速度宜缓不宜急。在摩腹之前可以在患儿腹部涂上适量滑石粉，以免摩腹过程中损伤患儿皮肤。

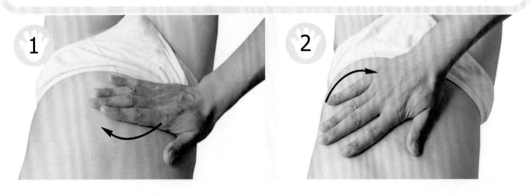

患儿仰卧位，术者站在患儿的侧方，以一手拇指于患儿足三里穴（小腿前外侧，髌骨与髌韧带外侧凹陷下3寸，距胫骨前缘一横指）上，施以点揉法3分钟。施术时，以拇指指端吸定于足三里穴上，以肢体的近端带动远端做带动深层组织的小幅度环旋揉动，压力要均匀，动作要协调、有节律。

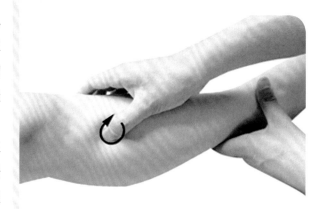

分推腹阴阳

患儿仰卧位，术者站于患儿侧，行分推腹阴阳5分钟。施术时，双手拇指桡侧缘沿肋弓角边缘或自中脘至脐，向两旁分推至两侧的腋中线，称"分推胸腹阴阳"。注意着力部位应紧贴皮肤，压力适中，做到轻而不浮，重而不滞。可以用适量滑石粉，以减少操作过程中对皮肤的摩擦。

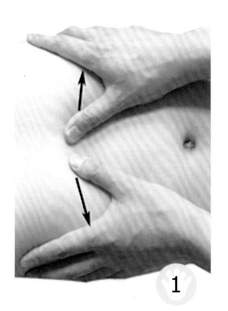

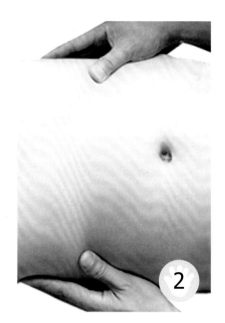

拿肚角

患儿仰卧位，术者站在患儿的侧方，以拇指、食指、中指三指在肚角穴（脐下2寸，旁开2寸）处拿5～8次。

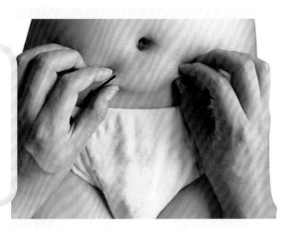

推四横纹

儿童食指、中指、无名指、小指掌侧第1指间关节横纹处，称为四横纹。操作此法时患儿仰卧位，术者站在患儿的侧方，一手握住患儿的手掌，使其四指伸直并拢，掌心向上，另一手四指并拢从患儿食指横纹处推向小指横纹处，称为"推四横纹"，操作100次。

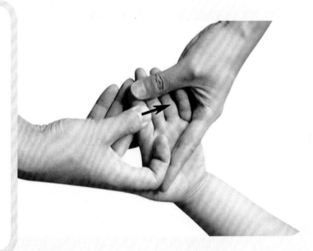

辨证推拿

乳食积滞

清胃经

患儿仰卧位，术者站在患儿的侧方，一手托住患儿的手掌，另一手以拇指罗纹面在患儿拇指掌侧第1节向指根方向直推，称为"清胃经"，反复操作300次。

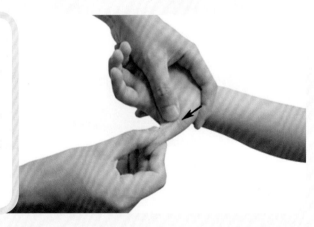

揉板门

患儿仰卧位，术者站在患儿的侧方，一手扶住患儿的前臂，另一手以拇指罗纹面按揉患儿手掌大鱼际处，为"揉板门"，反复操作约 300 次。

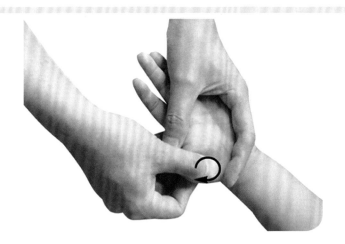

小贴士

①定时定量喂养宝宝，要让孩子从小养成饮食规律的好习惯。

②家长要帮助宝宝克服偏食的习惯，注意营养全面性，荤素配合要适当，克服以零食为主的坏习惯。

③要注意宝宝的腹部保暖，不要使胃肠道受寒冷刺激，同时尽量预防呼吸道感染。保持宝宝消化道通畅，让宝宝养成定时排便的习惯。

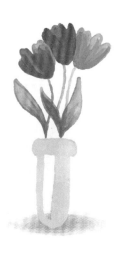

便秘

小儿便秘，是指小儿大便秘结不通，排便不畅，排便时间延长的一种症状。约有30%的儿童患有不同程度的便秘。其原因多种多样，西医学将便秘分为器质性和功能性两类，但小儿以功能性便秘为主，器质性便秘少见。

补脾经

患儿仰卧位，术者站在患儿的侧方，一手托住患儿的手掌，另一手以拇指罗纹面在患儿拇指指端罗纹面上做顺时针方向的旋转推动，也可以将患儿拇指屈曲，术者以拇指罗纹面循患儿拇指外侧边缘向掌根方向直推，统称为"补脾经"，反复操作100次。

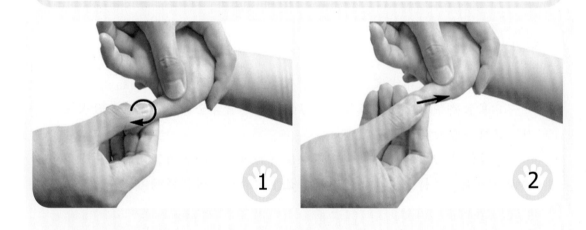

拿肚角

患儿仰卧位，术者站在患儿的侧方，以双手拇指、食指、中指三指在肚角穴（脐下2寸，旁开2寸）处拿5～8次。

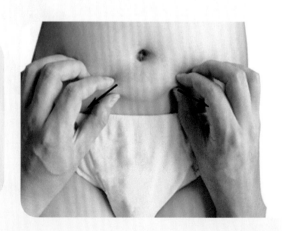

揉中脘

患儿仰卧位，术者站在患儿的侧方，将手掌轻放于患儿中脘穴（脐上4寸，位于剑突与脐连线的中点），沉肩垂肘，以前臂带动手腕，顺时针、逆时针间隔反复操作，各100下。用力宜轻不宜重，速度宜缓不宜急，随患儿呼吸节律按揉。

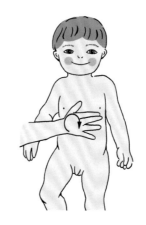

摩腹

患儿仰卧位，术者站在患儿的侧方，将手掌轻放于患儿腹部，沉肩垂肘，以前臂带动腕，按照右下腹→右上腹→左上腹→左下腹的顺序做环形而有节律的抚摩约5分钟。用力宜轻不宜重，速度宜缓不宜急。在摩腹之前可以在患儿腹部涂上适量滑石粉，以免摩腹过程中损伤患儿皮肤。

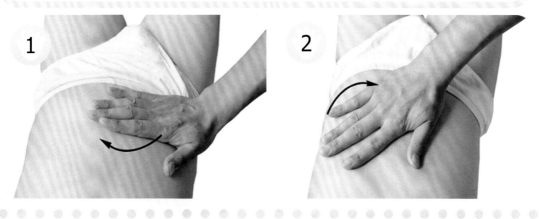

推下七节骨

患儿俯卧位，术者站在患儿的侧方，以双手拇指外侧缘从患儿第4腰椎自上而下直推到尾椎处，为"推下七节骨"，操作100次。注意要紧贴患儿腰部皮肤，压力适中，动作连续，速度均匀且要沿直线往返操作，不可歪斜。

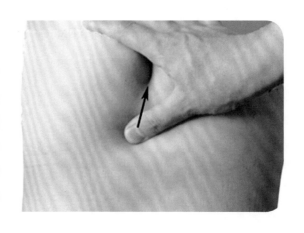

捏脊

患儿俯卧位，术者双手食指抵于背脊之上，再以两手拇指伸向食指前方，合力挟住肌肉，捏起，采用食指向前、拇指后退的翻卷动作，两手交替向前移动。自长强穴（尾骨端下，当尾骨端与肛门连线中点处）起一直捏到大椎穴（后正中线上，第7颈椎棘突下凹陷中）为1次。如此反复操作5～6次。注意要沿直线捏，所捏皮肤的厚、薄、松、紧应适宜，捏拿速度要适中，动作轻快、柔和，避免肌肤从手指尖滑脱。

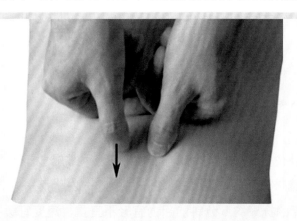

揉足三里

患儿仰卧位，术者站在患儿的侧方，以一手拇指于患儿足三里穴（小腿前外侧，髌骨与髌韧带外侧凹陷下3寸，距胫骨前缘一横指）上，施以点揉法3分钟。施术时以拇指指端吸定于足三里穴上，以肢体的近端带动远端做带动深层组织的小幅度环旋揉动，压力要均匀，动作要协调、有节律。

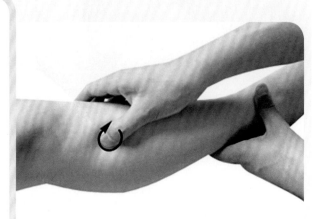

小贴士

①多吃水果、蔬菜、粗粮，多饮水。
②养成定时排便的习惯。
③用桃仁、松子仁、郁李仁各10～20克，熬粥服用。

腹泻

小儿腹泻是小儿常见的一种病症，以大便次数增多、粪便稀薄或如水样为主症。泄泻乃小儿最常见的疾病之一，尤以3岁以下的婴幼儿更多见，四季均可能发生，夏、秋季多见。西医学称之为婴幼儿腹泻。外感、内伤均可引起泄泻。久泻迁延不愈者，易转为疳证或慢惊风。

补脾经

患儿仰卧位，术者站在患儿的侧方，一手托住患儿的手掌，另一手以拇指罗纹面在患儿拇指指端罗纹面上做顺时针方向的旋转推动，也可以将患儿拇指屈曲，术者以拇指罗纹面循患儿拇指外侧边缘向掌根方向直推，统称为"补脾经"，反复操作100次。

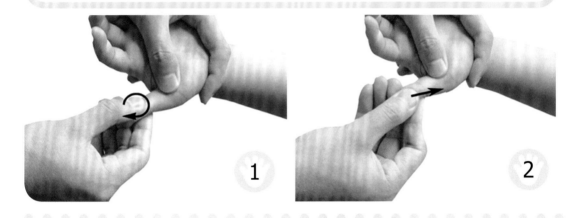

推大肠

患儿仰卧位，术者站在患儿侧方，一手托住患儿的手掌，另一手以拇指罗纹面在患儿食指外侧缘，自指尖到虎口成一直线进行直推。从食指指尖直推向虎口为补，称为"补大肠"；自虎口直推向食指指尖为清，称为"清大肠"，两者统称为"推大肠"。若患儿泄泻因伤于饮食，可用清大肠的手法；若是因脾胃虚弱，可用补大肠的手法。反复推200次。

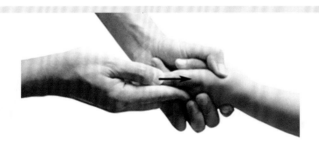

推三关

患儿仰卧位，术者站在患儿的侧方，一手扶住患儿的前臂，另一手以拇指外侧面或食指、中指指面沿着患儿前臂外侧，从患儿的腕部向肘部直推，称为"推三关"，反复操作200次。在推动的过程中，要注意指面紧贴患儿的皮肤，压力要适中。

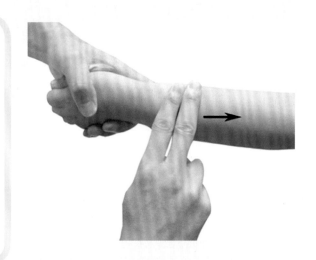

揉中脘

患儿仰卧位，术者站在患儿的侧方，将手掌轻放于患儿中脘穴（脐上4寸，位于剑突与脐连线的中点）上，沉肩垂肘，以前臂带动腕，顺时针、逆时针间隔反复操作，各100下。用力宜轻不宜重，速度宜缓不宜急，随患儿呼吸节律按揉。

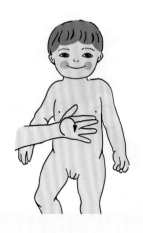

摩腹

患儿仰卧位，术者站在患儿的侧方，将手掌轻放于患儿腹部，沉肩垂肘，以前臂带动手腕，按照右下腹→右上腹→左上腹→左下腹的顺序做环形而有节律的抚摩约5分钟。用力宜轻不宜重，速度宜缓不宜急。在摩腹之前可以在患儿腹部涂上适量滑石粉，以免摩腹过程中损伤患儿皮肤。

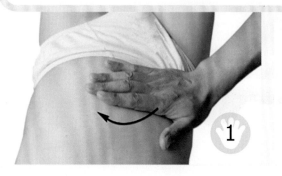
1

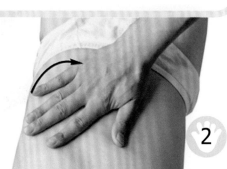
2

推上七节骨

患儿俯卧位，术者站在患儿的侧方，以双手拇指外侧缘从患儿尾椎自下而上直推到第4腰椎处，称为"推上七节骨"，操作50次。注意要紧贴患儿腰部皮肤，压力适中，动作连续，速度均匀且要沿直线往返操作，不可歪斜。

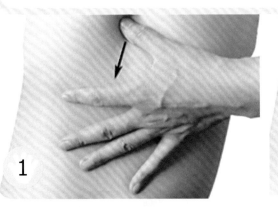
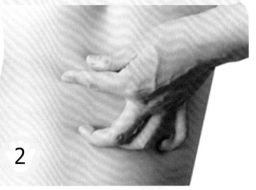

捏脊

患儿俯卧位，术者双手食指抵于背脊之上，再以两手拇指伸向食指前方，合力挟住肌肉，捏起，采用食指向前、拇指后退的翻卷动作，两手交替向前移动。自长强穴（尾骨端下，当尾骨端与肛门连线中点处）起一直捏到大椎穴（后正中线上，第7颈椎棘突下凹陷中）为1次。如此反复操作5～6次。注意要沿直线捏，所捏皮肤的厚、薄、松、紧应适宜，捏拿速度要适中，动作轻快、柔和，避免肌肤从手指尖滑脱。

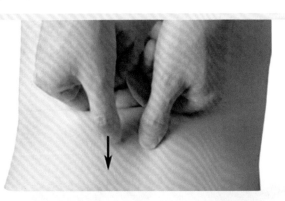

小贴士

①饮食宜清淡、易消化。

②注意保暖，避免受凉。

③腹泻严重者，应禁食6～12小时，好转后再逐渐恢复正常饮食。

④必要时，可去医院接受治疗。

腹痛

腹痛是小儿常见的一种病症，指胃脘以下、脐两旁及耻骨以上部位发生的疼痛。西医学分为急性腹痛和慢性腹痛两类。

补脾经

患儿仰卧位，术者站在患儿的侧方，一手托住患儿的手掌，另一手以拇指罗纹面在患儿拇指指端罗纹面上做顺时针方向的旋转推动，也可以将患儿拇指屈曲，术者以拇指罗纹面循患儿拇指外侧边缘向掌根方向直推，统称为"补脾经"，反复操作100次。

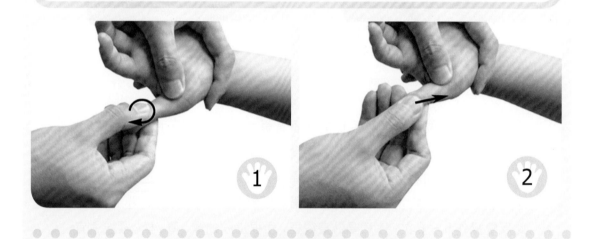

清大肠

患儿仰卧位，术者站在患儿的侧方，一手扶住患儿的前臂，另一手以拇指罗纹面在患儿食指外侧缘，自虎口向食指指尖直推，称为"清大肠"，推100次。

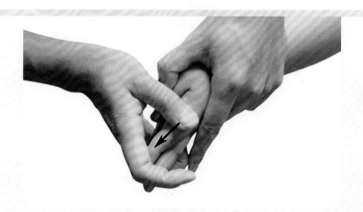

运内八卦

患儿仰卧位，术者站在患儿的侧方，一手拇指扶住患儿的四指，使其掌心向上，以食指、中指指夹住患儿手掌，另一手拇指指端自患儿掌根处顺时针方向做环形推动，称为"运内八卦"，反复操作100次。操作时宜轻不宜重，宜缓不宜急，在体表旋绕摩擦推动。

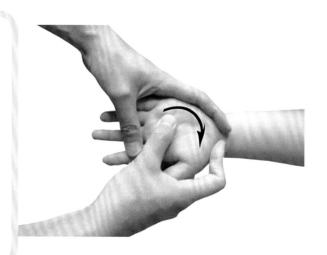

拿肚角

患儿仰卧位，术者站在患儿的侧方，以双手拇指、食指、中指三指向肚角穴（脐下2寸，旁开2寸）处拿5～8次。

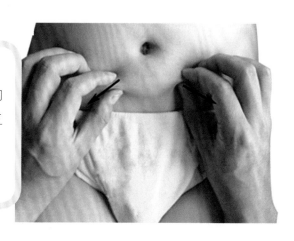

揉中脘

患儿仰卧位，术者站在患儿的侧方，将手掌轻放于患儿中脘穴（脐上4寸，位于剑突与脐连线的中点），沉肩垂肘，以前臂带动手腕，顺时针、逆时针间隔反复操作，各100下。用力宜轻不宜重，速度宜缓不宜急，随患儿呼吸节律按揉。

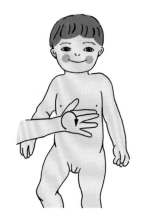

患儿仰卧位，术者站在患儿的侧方，将手掌轻放于患儿腹部，沉肩垂肘，以前臂带动手腕，按照右下腹→右上腹→左上腹→左下腹的顺序做环形而有节律的抚摩约5分钟。用力宜轻不宜重，速度宜缓不宜急。在摩腹之前可以在患儿腹部涂上适量滑石粉，以免摩腹过程中损伤患儿皮肤。

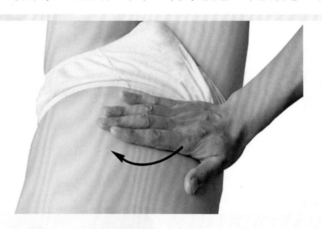

揉足三里

患儿仰卧位，术者站在患儿的侧方，以一手拇指按于患儿足三里穴（小腿前外侧，髌骨与髌韧带外侧凹陷下3寸，距胫骨前缘一横指）上，施以点揉法3分钟。施术时以拇指指端吸定于足三里穴上，以肢体的近端带动远端做带动深层组织的小幅度环旋揉动，压力要均匀，动作要协调、有节律。

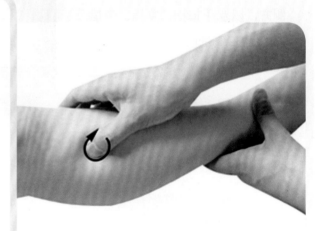

小贴士

①切忌让孩子暴饮暴食，忌食生冷。

②注意让孩子腹部保暖。

③注意鉴别腹痛的原因，排除外科急腹症；对于蛔虫性腹痛，痛止后要驱蛔虫。

遗尿

遗尿是指5岁以上的小儿在睡眠中不知不觉地将小便尿在床上的病症，又称为"尿床"。病因为肾气亏虚，下元不固或脾肺气虚，中气下陷或肝经湿热，下注膀胱。西医学一般分为器质性遗尿和功能性遗尿两类。其中，后者占绝大多数，前者以脊柱裂导致的遗尿最为常见。

基本手法

补脾经

患儿仰卧位，术者站在患儿的侧方，一手托住患儿的手掌，另一手以拇指罗纹面在患儿拇指指端罗纹面上做顺时针方向的旋转推动，也可以将患儿拇指屈曲，术者以拇指罗纹面循患儿拇指外侧边缘向掌根方向直推，统称为"补脾经"，反复操作100次。

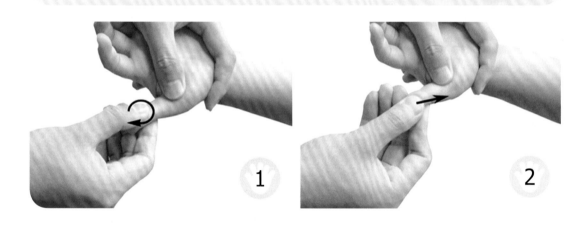

推肾经

患儿仰卧位，术者站在患儿的侧方，一手扶住患儿的前臂，另一手以拇指罗纹面从患儿小指指尖向其指根方向直推，称为"推肾经"，反复操作200次。

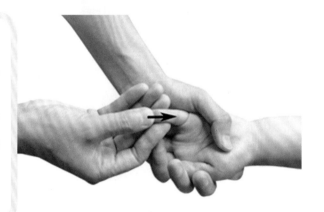

患儿仰卧位，术者站在患儿的侧方，一手扶住患儿的前臂，另一手以拇指外侧面或食指、中指指面沿着患儿前臂外侧，从患儿的腕部向肘部直推，称为"推三关"，反复操作200次。在推动的过程中，要注意指面紧贴患儿的皮肤，压力要适中。

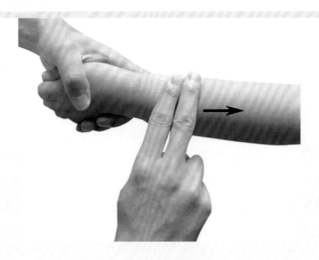

摩腹

患儿仰卧位，术者站在患儿的侧方，将手掌轻放于患儿腹部，沉肩垂肘，以前臂带动手腕，按照右下腹→右上腹→左上腹→左下腹的顺序做环形而有节律的抚摩约5分钟。用力宜轻不宜重，速度宜缓不宜急。在摩腹之前可以在患儿腹部涂上适量滑石粉，以免摩腹过程中损伤患儿皮肤。

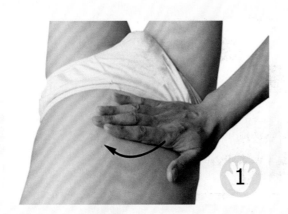

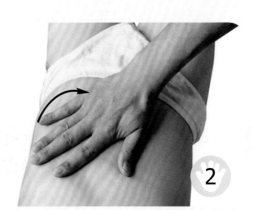

患儿俯卧位,术者站在患儿的侧方,将一手手掌放于患儿骶部八髎穴(正对八个骶后孔处,左右各四)处,沿着八髎穴走向往返直线快速擦动3分钟。注意手掌要紧贴患儿腰部皮肤,压力适中,速度要均匀且快,要沿直线往返操作,不可歪斜,使产生的热量透达深层组织,即"透热"。

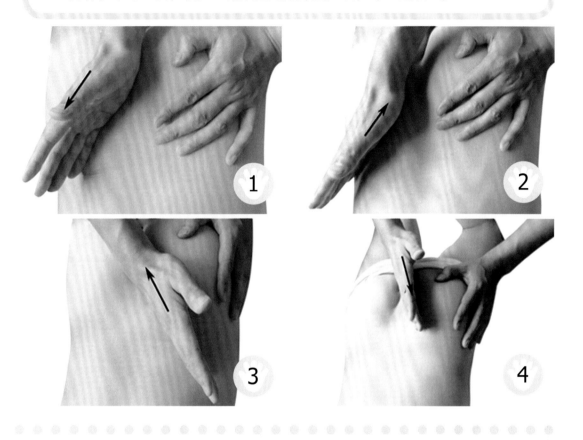

患儿正坐位,术者站在患者的前方,一手托住患儿小腿,另一手拇指点按于患儿内踝上3寸处,即三阴交穴,施以点揉法3分钟。术者以拇指指端吸定于三阴交穴上,以肢体的近端带动远端做带动深层组织的小幅度环旋揉动,压力要均匀,动作要协调、有节律。

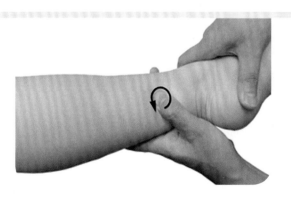

揉涌泉

患儿仰卧位，术者站在患儿的侧方，一手托住患儿足跟，另一手以拇指罗纹面揉患儿涌泉穴（足底部，卷足时足前部凹陷处，约当足底第2、3趾趾缝纹头与足跟连线的前1/3处）50～100次。

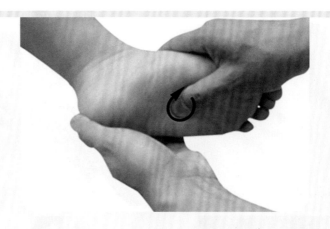

辨证推拿

肝经湿热

清肝经

患儿抱坐位或仰卧位，术者站在患儿的侧方，一手托住患儿的手掌，另一手以拇指罗纹面从患儿食指指端罗纹面向指尖方向直推，称为"清肝经"，反复操作100次。

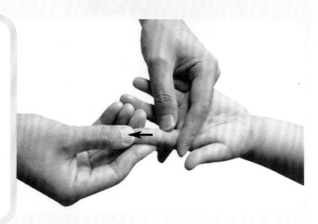

小贴士

①配合针灸治疗可加强疗效。
②夜间应定时叫醒孩子，让其排尿。

湿疹

湿疹是由多种内外因素引起的一种具有明显渗出倾向的皮肤炎症反应，皮疹具有多样性，瘙痒剧烈，易复发。小儿湿疹是婴幼儿常见病、多发病之一，主要表现为皮肤起红斑、丘疹、水疱等，常反复发作，湿疹急性期剧烈瘙痒，尤其在晚上导致小儿烦躁哭闹而影响睡眠和进食，严重影响小儿的身体健康和正常发育。本病多因胎中遗热遗毒，或饮食失调、脾失健运、内蕴湿热、外受风湿热邪所致。

基本手法

清胃经

患儿仰卧位，术者站在患儿的侧方，一手托住患儿的手掌，另一手以拇指罗纹面在患儿拇指掌侧第 1 节向指根方向直推，称为"清胃经"，反复操作 300 次。

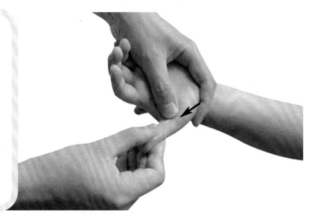

清大肠

患儿抱坐位或仰卧位，术者站在患儿的侧方，一手扶住患儿的前臂，另一手以拇指罗纹面在患儿食指外侧缘，自虎口向食指指尖直推 100 次。

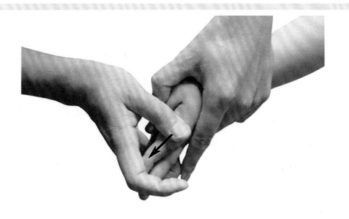

患儿仰卧位，术者站在患儿的侧方，一手扶住患儿的手掌，另一手以拇指罗纹面沿着患儿小指内侧缘自指根向指尖直推，为"清小肠"，操作300次。

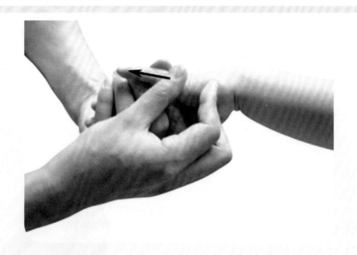

患儿正坐位，术者站在患者的前方，一手托住患儿小腿，另一手拇指点按于患儿内踝上3寸处，即三阴交穴，施以点揉法3分钟。术者以拇指指端吸定于三阴交穴上，以肢体的近端带动远端做带动深层组织的小幅度环旋揉动，压力要均匀，动作要协调、有节律。

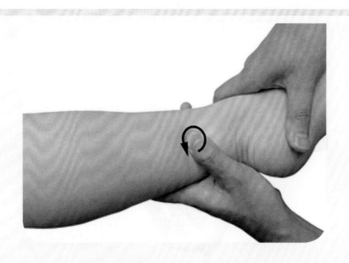

湿热内蕴

如果孩子发病急，病程短，多为急性湿疹或慢性湿疹急性发作。表现为皮肤潮红肿胀灼热，状如涂丹，继而粟疹成片或水疱密集，渗液流津，瘙痒无休，抓后痒痛相兼，渗出不止。常伴身热心烦，口渴思饮，大便秘结，小溲黄赤，舌质红，苔黄腻，脉弦滑数。这种情况为湿热内蕴，可在应用基本手法的基础上，加按以下穴位。

清天河水

患儿仰卧位，术者站在患儿的侧方，一手托住患儿的手掌，另一手以食指、中指罗纹面沿着患儿前臂正中，自腕部推向肘部，称为"清天河水"，反复操作100次。注意着力部位要紧贴皮肤，压力适中，做到轻而不浮，重而不滞。应沿着直线推动。

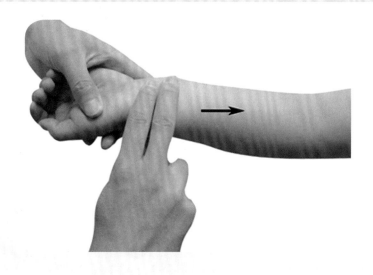

脾虚血燥

多见于慢性湿疹。病程日久，皮损以"厚"为突出特点。皮肤粗糙肥厚，相对局限，有明显瘙痒，易倾向渗出，表面有抓痕、血痂，可伴色素沉着。可有身倦乏力、食纳不香、失眠多梦等症状。舌质淡，舌体胖，苔白，脉沉缓。可加按以下穴位。

补脾经

患儿仰卧位，术者站在患儿的侧方，一手扶住患儿的前臂，另一手以拇指罗纹面在患儿拇指末节罗纹面上做顺时针方向的旋转推动，也可以将患儿拇指屈曲，术者以拇指罗纹面循患儿拇指外侧边缘向掌根方向直推，统称"补脾经"，反复操作100次。

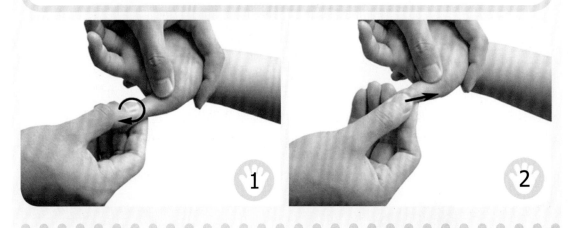

揉足三里

患儿仰卧位，术者站在患儿的侧方，以一手拇指按于患儿足三里穴（小腿前外侧，髌骨与髌韧带外侧凹陷下3寸，距胫骨前缘一横指）上，施以点揉法3分钟。施术时，以拇指指端吸定于足三里穴上，以肢体的近端带动远端做带动深层组织的小幅度环旋揉动，压力要均匀，动作要协调、有节律。

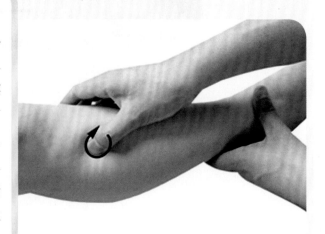

拿揉风池

患儿坐位，术者站在患儿的后方，一手扶住患儿前额，另一手以拇指、食指罗纹面相对用力拿揉患儿风池穴（颈后枕骨下，胸锁乳突肌与斜方肌三角凹陷中），反复操作2分钟。注意操作本法时不可过度用力，以免引起小儿不适。

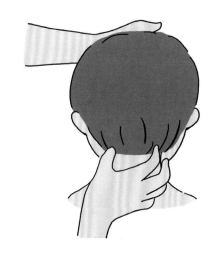

小贴士

对患有湿疹的孩子应加强护理，注意饮食调摄，忌食鱼腥等刺激性食物。贴身衣服可选用棉质材料，衣着应较宽松、轻软；衣物、枕头、被褥等要经常更换，保持干爽。室温不宜过高，否则会使湿疹瘙痒感加重。湿疹外敷药物，忌用水洗，待其结痂后，痂落自愈。

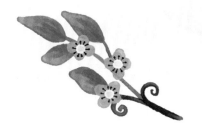

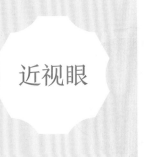

近视眼

近视是指视近清楚、视远模糊的眼病。中医学认为"五脏六腑之精皆上注于目而为之睛";"目得血而能视"。五脏六腑的精气上升到眼睛,眼睛得到血气的滋养而能看到外界景物。因此,近视多由于先天发育不良,用眼不当或用眼过度,或营养不均衡等多种原因引起。

揉抹眼眶

患儿仰卧位,术者坐在患儿的头侧,一手扶住患儿的头部,另一手以拇指或中指指腹环绕患儿眼眶反复揉抹1分钟,至微微发热为度,用力宜轻不宜重,宜缓不宜急。

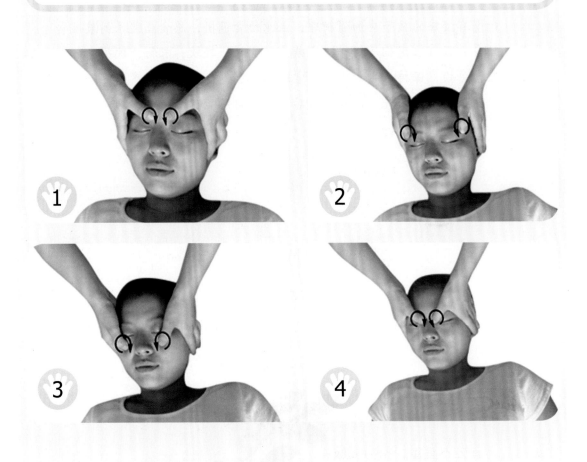

点揉睛明

患儿仰卧位，术者坐在患儿的头侧，一手扶住患儿的头部，另一手以拇指或中指指腹点揉睛明穴2分钟。施术时动作要和缓，用力宜轻不宜重，指力要吸定于患儿皮肤上，压力均匀，动作要协调、有节律。

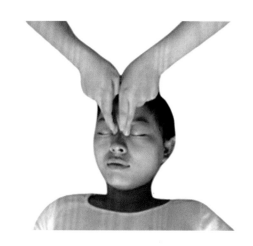

点揉鱼腰

患儿仰卧位，术者坐在患儿的头侧，一手扶住患儿的头部，另一手以拇指或中指指腹点揉鱼腰穴2分钟。施术时动作要和缓，用力宜轻不宜重，指力要吸定于患儿皮肤上，压力均匀，动作要协调、有节律。

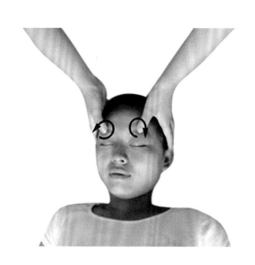

点揉瞳子髎

患儿仰卧位，术者坐在患儿的头侧，一手扶住患儿的头部，另一手以拇指或中指指腹点揉瞳子髎穴2分钟。施术时动作要和缓，用力宜轻不宜重，指力要吸定于患儿皮肤上，压力均匀，动作要协调、有节律。

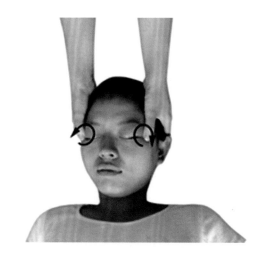

点揉球后

患儿仰卧位，术者坐在患儿的头侧，一手扶住患儿的头部，另一手以拇指或中指指腹点揉球后穴 2 分钟。施术时动作要和缓，用力宜轻不宜重，指力要吸定于患儿皮肤上，压力均匀，动作要协调、有节律。

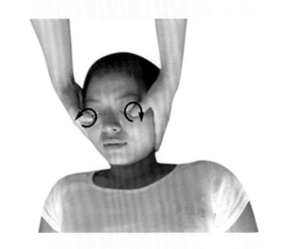

推坎宫

患儿仰卧位，术者坐于患儿头前，用两手拇指的外侧面着力于前额，自眉心向眉梢做分推，称为"推坎宫"，连续做 30 ～ 50 次。做此法的时候要注意压力均匀，做到轻而不浮，重而不滞，方向要正确。

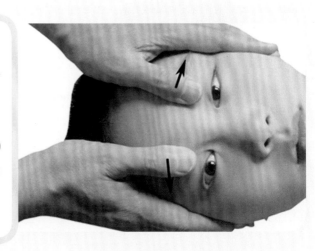

揉太阳

患儿仰卧位，术者坐于患儿头前，将两拇指罗纹面紧贴于患儿头部两侧太阳穴（在眉眼后凹陷中）上，做环旋揉动，其余四指轻扶于患儿脑后，称为"揉太阳"，反复揉 2 分钟。揉动时压力要均匀，动作要协调、有节律。

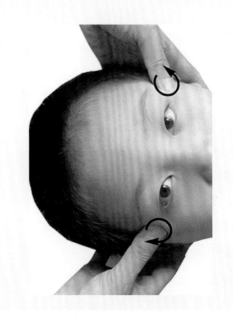

推肾经

患儿仰卧位，术者站在患儿的侧方，一手托住患儿的手掌，另一手以拇指罗纹面从患儿小指指尖向其指根方向直推，称为"推肾经"，反复操作 200 次。

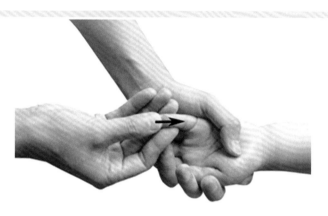

揉涌泉

患儿仰卧位，术者站在患儿的侧方，一手托住患儿足跟，另一手以拇指罗纹面揉患儿涌泉穴（足底部，卷足时足前部凹陷处，约当足底第 2、3 趾趾缝纹头与足跟连线的前 1/3 处）50 ～ 100 次。

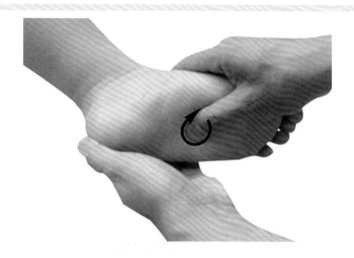

捏脊

　　患儿俯卧位，术者双手食指抵于背脊之上，再以两手拇指伸向食指前方，合力挟住肌肉，捏起，采用食指向前、拇指后退的翻卷动作，两手交替向前移动。自长强穴（尾骨端下，当尾骨端与肛门连线中点处）起一直捏到大椎穴（后正中线上，第 7 颈椎棘突下凹陷中）为 1 次。如此反复操作 5～6 次。注意要沿直线捏，所捏皮肤的厚、薄、松、紧应适宜，捏拿速度要适中，动作轻快、柔和，避免肌肤从手指尖滑脱。

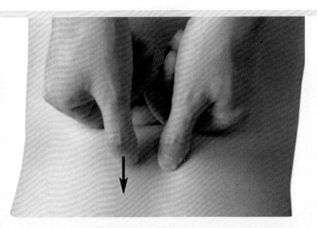

小贴士

　　家长要让孩子学会健康用眼，坐姿正确，劳逸结合，注意营养。勤做眼保健操，也可多用熨眼法，就是用手心处的劳宫穴来热敷眼睛。先将双手搓热，然后闭眼，空掌捂在眼睛上，多停留一会儿即可。

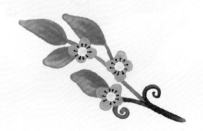